수술도 없이, 약물도 없이

사라진 암

수술도 없이, 약물도 없이

사라진 암

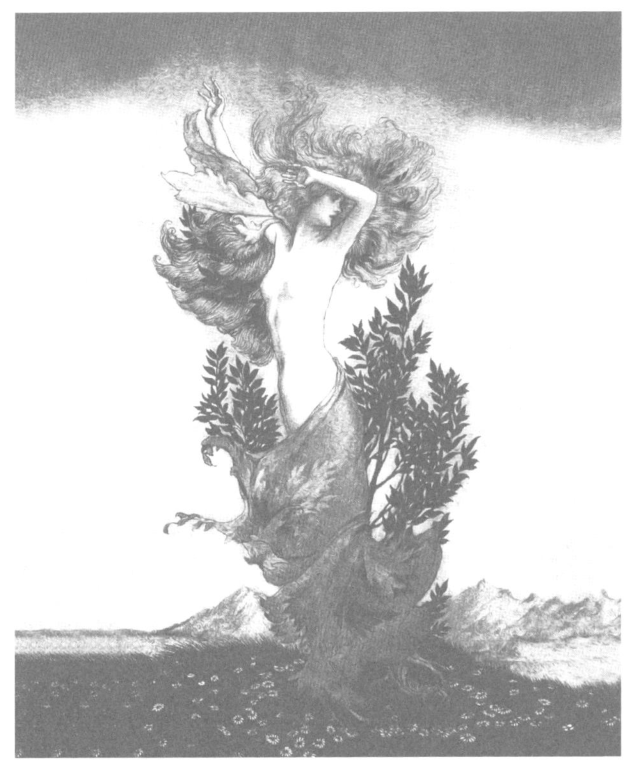

암, 재앙으로 와서 축복이 되다

| 한상도 지음 |

사이몬북스

사라진 암

초판 1쇄 발행 2021년 10월 25일
초판 4쇄 발행 2023년 4월 1일

지은이 한상도
디자인 책만드는사람(010-5526-0928)
교정 김우현(010-4356-5100)
인쇄 영진프린팅
유통 협진출판물류
펴낸곳 사이몬북스
펴낸이 강신원
출판등록 2006년 5월 9일 제2006-000276호
주소 서울시 영등포구 영등포로 150, 생각공장 당산 B동 1212호
전화 02-337-6389
팩스 02-325-7282
이메일 simonbooks@naver.com

등록번호 ISBN 979-11-87330-23-3 (13510)

추천사

의사는 내 몸 안에 있었다.
단순한 정보를 넘어 강한 영감을 주는 책이다!

조한경 (전문의, 〈환자혁명〉 저자)

저자는 최고의 암 전문가가 되었다. 누가 암 전문가인가? 대학병원의 암 전문의인가? 항암제를 개발하는 과학자인가? 암에 걸려 암 환자가 되었으나, 그 이후 자신의 병과 몸이 작동하는 원리, 고장 나는 이치 등에 대해 알아보고, 자신의 〈모든 것〉을 바꿔서 암을 이겨낸 환자는 누가 뭐래도 전문가다. 한두 가지만 따라 하면 누구나 암을 고칠 수 있다고 말하면 사기꾼이다. 저자는 그 반대다. 생활습관과 음식습관을 넘어서 모든 것을 다 바꿨다. 그리고 그의 몸에서 암세포가 사라졌다. 그 과정을 꼼꼼하게 기록했다. 가장 어려웠고 기복이 심했을 감정과 심리의 변화도 잊지 않고 잘 표현했다. 친절하고 고맙게도.

이 책은 단순히 정보를 열거한 실용서적이 아니다. 병원 치료를 멀리 하라, 항암 치료를 받지 마라, 암환자 이렇게 먹어라…. 저자가 전하고자 하는 메시지는 그런 것들이 아니다. 물론 저자의 음식습관과 생활습관을 친절하고 세심하게 기록하고 있지만, 누구나 무조건 그렇게 따라 하라는 것이 아니다. 병을 대하는 암환자의 태도, 몸을 바라보는 새로운 시선, 치료를 선택하고 접근하는 과정이 더 중요하다. 어떤 치료를 선택해도 좋다. 다만 그것이 환자가 직접 선택했고, 환자가 충분한 정보를 접하고 난 후에 스스로 정한 결심이라면 말이다. 그런 부분에 있어서 많은 이들에게 단순한 정보를 넘어 강한 영감을 주는 책이다.

암환자에게 가장 필요한 두 가지를 꼽으라면 뭐가 있을까? 좋은 의사와 보장이 빵빵한 암보험? 많은 사람들이 이에 동의한다. 그리고 나도 이에 동의한다. 만약 암 치료를 처음부터 끝까지 현대의학적으로만 접근할 계획이라면 말이다.

하지만 암은 전인적인 병이다. 환자의 식습관과 사고방식, 생활습관, 감정, 의지, 스트레스가 어우러져 생겨난 병이다. 이런 병의 경우, 치료의 핵심 주체는 환자일 수밖에 없다. 환자가 바뀌지 않으면 암 체질은 바뀌지 않기 때문이다. 사고를 당해 부상을 입었다든가, 병원균에 감염되었다면, 현대의학의 진단기술과 약물 치료와 수술, 그리고 의사의 역량이 치료의 주체라 할 수 있다. 성형수술을 해야 한다면 의사의 실력에 전적으로 의지해야만 한다. 하지만 순수한 생활습관병이자 전인격적인 병을 나에 대해서 전혀 모르는 의사에게 모조리 내어 맡긴다? 그럴 경우, 의사가 해 줄 수 있는 것이라고는 '암'이라고 불리는 '혹'을 제거하는 업무(?)에만 매달리는 것밖에는 없다.

잘라내고, 태우고, 독을 가해 혹을 없애는 것이다. 그래서 혹이 당장 검사상에서 안 보이면 일단 치료는 성공적이다. 환자의 컨디션은 중요하지 않고, 재발의 확률도 중요하지 않다. 환자의 컨디션은 원래 처음부터 치료 계획(치료 목적)에서 고려 사항이 아니었고, 재발하게 된다면 그때 가서 또 다른 치료 계획이 있으니까 말이다. 그것이 현대의학이 제공할 수 있는 암 치료다. 타인(의사)이 타인(환자)을 치료하는 암 치료.

그러니 암환자가 아무리 심사숙고해서 좋은 의사를 골라 본들 선택의 여지는 없다. 현대의학의 틀 안에서는 모든 의사들이 똑같이 치료하기 때문이다. 감히 의사의 재량이나 창의력이 허락되지 않는 영역이다. 의료 환경이 그렇고 법이 그렇다. 의사도 사람이고 따뜻한 마음씨를 지녔지만, 늘 냉철하고 냉정할 수밖에 없는 이유다. 그러니 암환자에게 정작 필요한 두 가지는 의사와 보험이 아니라 정보와 희망이다.

암을 치료하는 의사는 반드시 국내에서 제일 큰 대학병원에 있지 않다. 그 의사는 내 안에 있다. 나 자신이 의사가 되어야 한다. 나의 병이고 나의 몸이니까 말이다. 최고의 암보험 역시 케이블TV 광고 속에서 찾지 않아도 된다. 두려움을 거두어낸 마음과 암세포를 억제하거나 몰아낼 수 있는 깨끗한 식습관, 깨끗한 마음씨, 깨끗한 말투가 진정한 보험이다. 생각과 성격을 고치고, 독소적인 환경을 잘라내고, 몸에 집어넣는 음식을 바꾸는 것만큼 확실한 보험은 없다.

이 책의 저자 한상도 님은 최고의 의사와 최고의 보험을 찾았다. 그 과정이 쉬웠을까? 결코 쉬웠다고 말하지 않는다. 책 어디를 읽어봐도 쉬워 보이지는 않는다. '평생 동안 이어 온 삶의 방식을 바꾸는 일이라 무척이나 힘들고 고통스러웠다'고 고백한다. 더 어려웠던 부분은 '이게 맞는 걸까?' 하는 끊임없는 의구심, '괴짜'로 바라보는 주변(의료진 포함)의 시선이었을 것이다. 책은 그 험난했던 모든 과정을 생생하게 적고 있다.

암환자들이 병원을 방문해서 새로운 검사 결과들을 받아 볼 때마다 요동치는 감정의 소용돌이들이 있다. 두려움, 공포, 실망, 분노, 실낱같은 희망 등등 감정의 기복들이 고스란히 기록되어 있다. 소설 같은 전개가 책에서 손을 뗄 수 없게 만든다. 겪어 보지 않은 사람들은 모를 암환자들만의 복잡한 감정들, 유니크한 상황, 치료 선택의 딜레마. 하지만 직접 경험해 본 암환자나 가족들이라면 '맞아! 맞아!' 하면서 동의하고, 또 위로받고, 서로 의지가 되는 그런 내용들이다. 그런 감정의 파도 속에서 정신을 잃지 않고 최고의 의사와 최고의 보험을 찾아낸 저자의 생생한 경험담이다.

이 책은 수술, 항암, 방사선 치료를 받지 않고 암을 이겨 낸 저자가 전하는 희망의 메시지이다. 암환자들에게는 '헛된 희망'이나 '희망고문' 같은 말장난이 설 자리는 없다. 암환자들은 암으로 죽는 것이 아니라 공포심으로 죽는다 해도 과언이 아니다. 이미 필요 이상의 극심한 공포감을 경험해 본 암환자에게 필요한 것은 희망과 의지이다. 긍정 에너지가 절실하다. 그리고 '희망'이 확고해지기 위해 필요한 것은 올바른 정보다. 이 책의 저자 한상도 님은 의사나 전문가의 입장이 아닌 환자의 입장에서 너무나도 잘 가이드해 주고 있어, 암 진단을 받은 환자들과 가족들이라면 꼭 읽어 봐야 하는 책이다. 암환자로서의 삶을 경험했던 그가 왜 암에 대해 '재앙으로 와서 축복이 되었다'고 말하는지를 확인하시라!

| 이 책을 향한 양심의사들의 찬사 |

여기 기적과 같은 이야기가 있다. 그는 암에 걸렸지만 수술과 약물 대신 채식(자연식물식)을 택했다. 먹는 것이 피가 되고 살이 된다. 어떤 음식을 먹느냐에 따라 그런 몸이 되고 그럴 수밖에 없는 몸의 운명을 맞게 된다. 저자가 큰 대가를 치르고 깨닫게 된 값진 교훈은 읽는 이들에게 소중한 가르침이 될 것이다. 비만과 질병의 위기를 벗어나고 싶은 간절한 마음이 있는 이들에게 꼭 권하고 싶다.

— 황성수 (전문의, 〈빼지 말고 빠지게 하라〉 저자, 황성수 힐링스쿨 교장)

소름이 돋았다. 정말 기쁘고 감사하다. 자연치유 원리를 스스로 찾아 실천해 가는 아름다운 사람을 만나게 되다니…. 나 또한 20년 동안 확신에 차서 암과 각종 질병을 치유하는 유일한 길은 자연치유라고 주장해 왔다. 생각을 바꾸어라! 지금 이 순간(Here & Now), 자신에게 집중하라! 앎이, 삶이 곧 치유다.

— 현미채식하는 농부의사 임동규 (가정의학과 전문의, 〈내 몸이 최고의 의사다〉 저자, 채식평화연대 자문위원, 베지닥터 이사) http://cafe.daum.net/naman4 자연치유와 성찰(다음)

깊은 울림이 있는 책이다. 질병의 근본적인 원인을 찾아내고 스스로 치유의 길을 만들어 가는 저자의 모습이 감명 깊다. 진단을 받기 전에는 무지했던 건강에 대해, 성찰과 변화를 통해 자신의 몸과 삶의 주인이 되어 가는 노력이 잘 보인다. 암을 비롯한 만성 질환으로 막연한 두려움과 고통 속에 있는 분들에게 꼭 읽어 보기를 권한다.

— 신우섭 (의사, 〈의사의 반란〉 저자, 의정부 오뚝이의원 원장)

의사는 내 안에 있다. 나 자신이 의사가 되어야 한다. 나의 병이고 나의 몸이기 때문이다. 음식습관과 생활습관을 바꾸자 그의 몸에서 암세포가 사라졌다. 그가 왜 '암이 재앙으로 와서 축복이 되었다'고 말하는지 직접 확인해 보시라. 단순한 정보를 넘어 강한 영감을 주는 책이다!

— 조한경 (전문의, 〈환자혁명〉 저자)

서문

나를 죽여야 내가 산다

2020년 5월 25일. 나는 나를 죽였다. 내 몸속에 암이 생겼다는 진단을 받은 나는, 그때까지의 나를 완전히 버렸다. 그리고 지난 1년 3개월, 나는 다시 태어났다. 몸은 물론 마음에 있어서도 지금의 나는 예전의 내가 아니다. 어머니가 낳은 나는 죽었다. 지금의 나는, 내가 낳은 새로운 나다. 그래서 나는 이 날을 재생일로 정해 생일보다 더 크게 기념하고 있다.

암이 생겼다는 진단을 받았을 때 나는 눈앞이 캄캄했다. 삶이 막막해지고 죽음의 그림자가 온몸을 덮쳤다. 마른하늘의 날벼락 같은 재앙이 무섭고 두렵기만 했다.

그로부터 1년 3개월이 지난 지금, 나는 암을 하늘의 선물이자 축복으로 여기고 있다. 암은 사라지고 몸이 훨씬 가볍고 건강해졌다. 마음은 한결 더 성숙하고 차분해졌다. 욕심 많고 감정에 휘말리던 예전과 완전히 다른 삶을 살고 있다. 그 변곡점을 암이 만들어 주었다.

그동안 무슨 일이 있었는가? 겉으로는 아무 일도 없었다. 수술도 하지 않았고 항암 치료나 방사선 치료도 받지 않았다. 자연치유를 한다고 산속으로 들어간 것도 아니다. 전담시설에서 요양을 한 것도 아니요, 산삼 같은 영약을 먹은 것도 아니다. 평소의 생활을 그대로 영위했고 사람들과의 관계도 똑같이 유지했다. 가족친지 몇몇 외에는 내가 암에 걸렸다는 사실조차 알지 못했다. 그만큼 나는 평소의 일상을 그대로 유지했다.

그와 달리 내적인 생활은 180도 달라졌다. 먹는 음식이 달라지고, 생활습관이 달라지고, 마음가짐이 달라졌다. 가리는 것 없이 닥치는 대로 먹던 습관을 버리고 몸에 좋은 음식을 철저히 가려 먹었다. 육류와 생선, 우유, 계란, 밀가루, 가공식품을 완전히 끊었고, 과일과 채소, 현미잡곡밥에 채소 반찬을 먹었다. 아침저녁으로 매일 1만 보 이상 걸었고, 주말에는 가까운 산을 찾았다. 아침에 일어나면 명상으로 하루를 시작했고, 어떤 상황에서도 밝고 긍정적인 생각을 유지했다. 암을 치료한다는 생각 대신 몸과 마음을 재생시킨다고 생각하고 행동했다.

그것뿐이다. 누구나 알고, 누구나 할 수 있는, 상식에 가까운 것을 묵묵히 실천했을 뿐이다. 그런데도 많은 것이 달라졌다. 살이 빠지면서 몸이 가벼워지고 피부가 몰라보게 좋아졌다. 고혈압과 고콜레스테롤이 정상으로 돌아오고 통풍도 사라졌다. 탈모가 멈추면서 머리카락이 돋아나고 시력도 좋아졌다. 수시로 찾아오던 설사와 변비도 완전히 사라졌다. 그리고 마침내 암도 저절로 사라졌다.

마음 또한 유순하고 차분해졌다. 울화와 짜증이 사라지고 평정심이 유지되었다. 어둡고 부정적인 기운이 사라지고 늘 밝고 긍정적인 에너지가 넘쳤다. 몸도 마음도 예전과는 완전히 다른 내가 되었다.

이 책은 그러한 변화의 과정에 대한 기록이다. 일상에서의 상식적인 실천을 통해 암을 극복하고 몸과 마음을 치유한 지난 1년 3개월의 경험과 사유의 엮음이다.

흔히들 100세 시대라고 한다. 하지만 오래 산다고 좋은 것이 아니다. 건강하게 오래 살아야 한다. 노화와 질병으로 연명만 하는 삶이라면 수명 연장은 축복이 아니라 재앙에 가깝다.

암과 같은 만성질환은 외부에서 오는 것이 아니다. 나 스스로 초래하고 만드는 것이다. 그렇기에 이를 '생활습관병'이라고 부른다. 이는 그 치료와 회복 또한 외부가 아닌 내부에 있다는 것을 반증한다.

그러니 진정한 치유를 원한다면 외부로 향하는 시선과 관심을 내부로 돌려야 한다. 내가 주치의가 되어 내 몸을 알고 살피고 관리해야 한다. 그것이 근본적인 치유의 길이요 건강한 삶을 회복하는 길이다. 이 책이 그 변곡점을 만들고 여정을 도와주는 안내서가 된다면 더없이 기쁠 것이다.

내가 다시 태어나는 데 있어 사이몬북스에서 출간한 여러 책이 큰 도움이 되었다. 그 인연이 졸저의 출간으로 이어졌다. 흔쾌히 손을 잡아 주신 사이몬북스 강신원 대표님과 읽어 주시고 추천사까지 써 주신 조한경, 황성수, 임동규, 신우섭 선생님, 그리고 좋은 책으로 만들어 주신 관계자 여러분께 감사드린다. 아울러 나를 믿고 묵묵히 지켜봐 준 아내와 세상 그 누구보다 듬직한 아들 얼에게 이 책을 헌사한다.

— 2021년 10월 영월에서 한상도

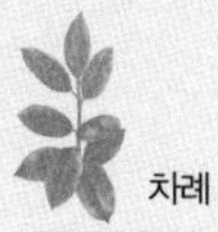

차례

제4장 음식치유

제5장 습관치유

제6장 마음치유

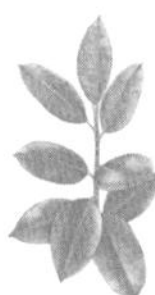

제1장

마른하늘의 날벼락

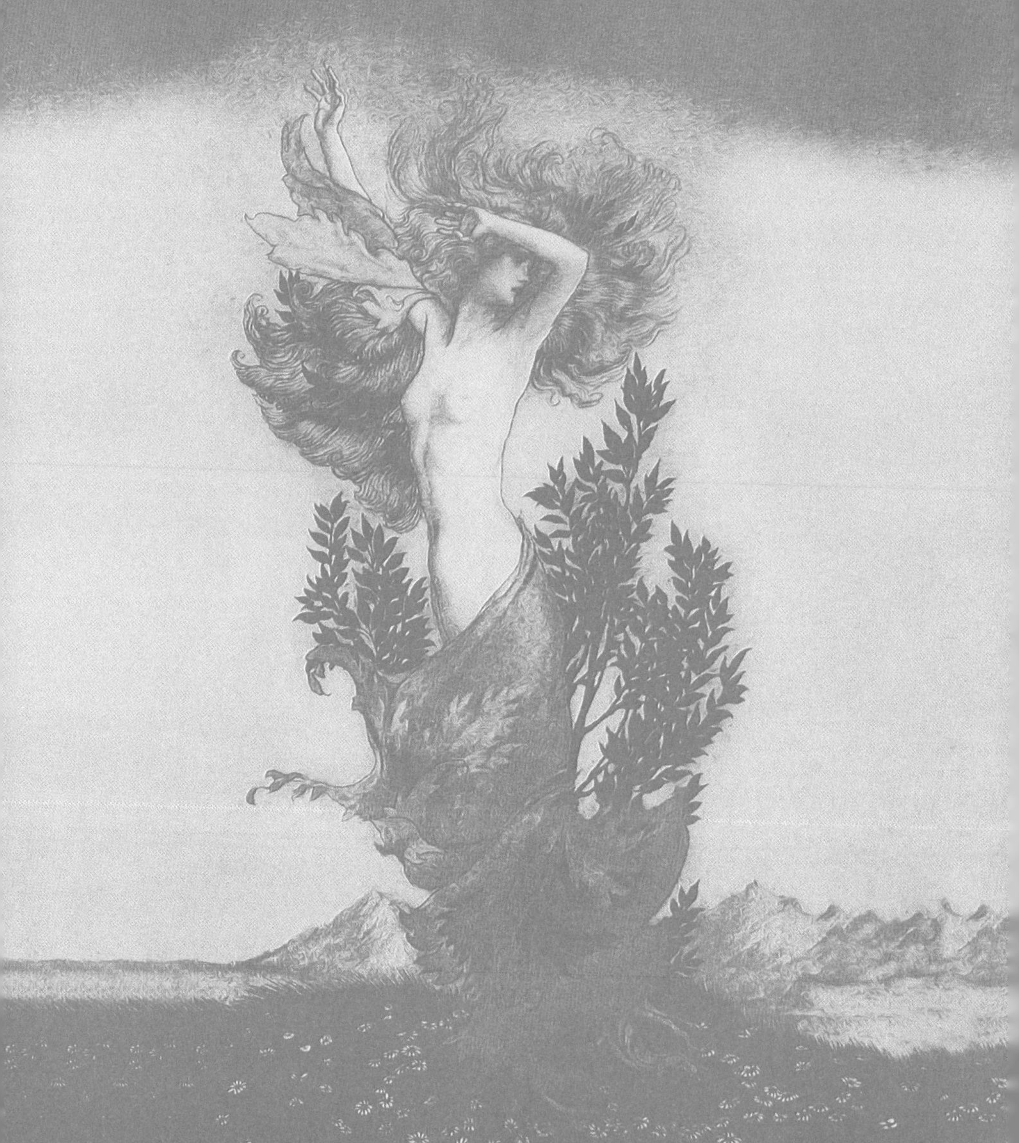

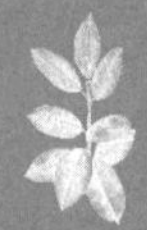

암이라면……,

암이 맞다면 이제 어떻게 해야 하나?

수술을 해야 하나? 수술하면 완치가 될 수 있을까?

항암 치료는 죽기보다 힘들다던데……,

방사선 치료는 또……,

생각할수록 끔찍했다.

01

마른하늘의 날벼락

"암인 것 같습니다."

내 눈을 빤히 쳐다보며 담당의사는 담담하게 말했다. 하지만 나는 담담할 수 없었다. 감전이라도 된 것처럼 정신이 아찔했다. 정지 버튼을 누른 동영상처럼 입을 벌린 채 꼼짝도 하지 못했다.

"암이라뇨? 아픈 데도 없는데요……."

얼마나 지났을까? 겨우 정신을 수습한 나는 힘겹게 입을 열었다.

"암이라는 게 원래 그래요. 별다른 증상이 없어요. 한참 진행이 된 뒤에야 증상이 나타납니다. 전립선암도 마찬가집니다. 초음파로 병변이 보이는 데다 만져 보니 딱딱하게 결절이 느껴집니다."

직업적 성향인지, 오랜 경험의 결과인지 행주를 짜듯 감정을 짜낸 의사의 목소리가 얄밉도록 차분했다. 그래도 나는 믿지 않았다. 믿을 수 없었다. 아니 믿고 싶지 않았다.

"비대증인 경우에도 PSA 수치(Prostate Specific Antigen: 전립선 특이항원 수치)가 높아진다고 하던데요."

어제 오후 인터넷으로 찾아본 알팍한 지식을 들먹이며 나는 따지듯 물었다. 암이 아닐 수도 있다는 가능성을 조금이라도 열어 놓고 싶었다.

"20여 년의 제 경험으로 볼 때 암이 맞습니다. 만져 보면 어느 정도 알 수 있어요. 비대증은 커도 물렁물렁한데 선생님의 경우에는 돌처럼 단단합니다. 하루라도 빨리 큰 병원에 가시는 게 좋겠습니다."

의사는 조금의 빈틈도 보이지 않았다. 나는 그만 말문이 막혔다. 더 물어볼 말이 떠오르지 않았다. 아니 생각조차 할 수 없었다. 한밤중에 정전이 된 것처럼 머릿속이 칠흑 같은 어둠으로 뒤덮였다.

회사에서 실시한 종합검진 결과가 나온 것은 어제 오후였다. 이메일로 전송받은 결과지를 출력한 나는 심호흡을 하고 표지를 넘겼다. 50대 후반의 나이에다 몸이 예전 같지 않은 것을 느끼고 있는지라 결과에 무척 신경이 쓰였다.

첫 페이지에 종합소견이 있었다. '지금 바로 확인하세요'라는 코너에 정밀검진을 권고하는 세 가지 사항이 적혀 있었다.(사진1, 종합검진 결과 보고서) 혈중 콜레스테롤 수치가 높다는 것과 지방간 확인을 위해 CT 촬영을 해 보라는 것은 어느 정도 예상이 가능했고, 검진시에

이름:한상도　성별:M　주민번호:630621-1******　의뢰일자:2020-05-15　접수번호:20200515-211-0146

▣ 종합소견　　　　판정의사 :
　　　　　　　　　　면허번호 :

※지금 바로 확인하세요

[이상지질혈증(진료 권고)]
혈중 콜레스테롤치가 높습니다. 이 경우 혈관벽에 침착되어 동맥경화성 뇌, 심장혈관 질환이 초래될 수 있습니다. 콜레스테롤이 함유된 식품을 피하시고 저지방식, 금주, 금연, 유산소 운동 등을 하시고 의사와 상담하시길 권유합니다.

[PSA 증가(비뇨기과 진료 권고)]
PSA는 종양표지인자의 일종으로 주로 전립선암 검출, 치료 후 경과 및 재발 여부를 알고자 할 때 사용됩니다. 그러나 급성 전립선염일 때에도 증가될 수 있습니다. 현재 PSA가 증가되어 있으므로 비뇨기과에 방문하셔서 상담 및 전립선에 대한 정밀 검사를 요합니다.

[간 저에코 영역]
상복부 초음파 검사상 경미하게 지방간이 의심되며 간 내에 저에코 영역(주변보다 검게 보이는 부분)이 관찰됩니다. 이는 국소적으로 지방이 침착되지 않은 부분이거나 간 혈관종, 간 낭포, 또는 다른 종양일 경우에도 보일 수 있습니다. 정확한 감별진단을 위해 복부 조영 증강 CT 검사가 필요합니다.

사진1 | 종합검진 결과 보고서

도 들었던 내용이라 수긍이 되었다.

그에 비해 나머지 하나는 생각지도 못한 것이었다. 'PSA 증가(비뇨기과 진료 권고)'라는 제목과 함께 다음과 같은 내용이 적혀 있었다.

"PSA는 종양표지인자의 일종으로 주로 전립선암 검출, 치료 후 경과 및 재발 여부를 알고자 할 때 사용됩니다. 그러나 급성 전립선염일 때에도 증가될 수 있습니다. 현재 PSA가 증가되어 있으므로 비뇨기과에 방문하셔서 상담 및 전립선에 대한 정밀검사를 요합니다."

PSA? 처음 보는 용어였다. 사실 전립선前立腺이라는 것도 건강식품

광고에서 들었을 뿐, 어디에 붙어 있는지, 무슨 역할을 하는지도 잘 몰랐다. 그런데도 온몸에 소름이 돋았다. 전립선 뒤에 붙어 있는 '암'이라는 글자 때문이었다. 그 한 글자를 보는 순간 모든 신경이 거기에 집중되었다. 다른 것은 눈에 들어오지 않았다. 두 번 세 번 반복해 읽고 급하게 관련 페이지를 찾았다.

몇 장을 넘기자 PSA 검사 결과가 수치로 표시되어 있었다. 참고범위가 0.0~3.0ng/ml로 적혀 있고, 검사 결과는 10.60으로 표시되어 있었다. 정상범위를 3배 이상 초과한 수치였다.

불안감이 쓰나미처럼 밀려왔다. 그러려니 하고 그냥 넘길 수 있는 문제가 아니었다. 인터넷을 연결했다. 네이버 검색창에 PSA를 입력하자 10여 개가 넘는 연관 검색어가 나타났다. 검색 버튼을 눌렀다. 관련 페이지가 줄줄이 화면에 나타났다.

하나하나 클릭해 읽어 보았다. 전립선에 대한 설명에서부터 기능과 증상, 특히 전립선암에 대한 내용을 차근차근 검토했다. 거기에 지금의 내 상태를 비교해 보았다.

그러고 보니 근래 들어 배뇨 기능이 많이 약해진 것 같았다. 소변 줄기가 가늘고, 흔히 말하는 '오줌발'도 약해졌다. 소변을 자주 보게 되고, 보고 나도 방광에 남아 있는 것 같은 잔뇨감이 느껴졌다. 하지만 그게 병이란 생각은 한 번도 하지 않았다. 그저 나이가 들면 누구나 겪게 되는 노화현상의 일종으로 생각했다.

"어쩌면……."

페이지를 읽을수록 불안감이 더해졌다. 10.60이라는 수치가 점점 크게 느껴졌다. 하루라도 빨리 검진을 받아 봐야겠다는 생각이 들었다. 아침에 출근해 오전 일과를 마치고 서둘러 가까운 비뇨기과를 찾았다.

"암이라고?…… 내가 암에 걸렸다고?……."

집으로 돌아온 뒤에도 당혹감은 가시지 않았다. 아니 더 심해졌다. 아닌 밤중에 홍두깨라고, 도무지 믿어지지가 않았다. 꿈이 아닌가 싶어 손목을 꼬집어 보기도 했다. 어떻게 이런 일이? 꿈에도 생각지 못한 일이 하루아침에 일어날 수 있단 말인가?…… 나는 세차게 고개를 흔들었다.

그래, 의사가 잘못 판단했을 거야. 아픈 데 하나 없는데 암은 무슨 암이야? 이런 시골에 있는 의사가 만져만 보고 어떻게 알겠어? 서울 가서 정밀검사 받아 보면 다를 거야……. 나는 스스로를 다독이며 위안을 삼았다.

그래도 불안이 가시지 않았다. '20여 년의 경험으로 볼 때……' 하던 말이 머릿속에서 쾅쾅 울렸다. 그만큼 확신한다는 것이 아닌가? 그만큼 증상이 있다는 것이 아닌가?……. 생각이 거기에 미치자 온몸이 부르르 떨렸다.

암이라면……, 암이 맞다면 이제 어떻게 해야 하나? 수술을 해야 하나? 수술하면 완치가 될 수 있을까? 항암 치료는 죽기보다 힘들다

던데……, 방사선 치료는 또……, 생각할수록 끔찍했다.

암 수술 후 방 안에서도 모자를 쓰고 생활하던 지인의 모습이 떠올랐다. 나도 그래야 하나? 그렇게 살아야 하나? 그게 사는 걸까? 그렇게라도 얼마나 살 수 있을까? 집사람과 아들은 또 어떻게 해야 하나?…… 온갖 걱정이 팝콘 터지듯 터져 나왔다. 그럴수록 맥박이 빨라지고 마우스를 잡고 있는 손이 부들부들 떨렸다. 지금까지 한 번도 느껴 보지 못한 불안과 공포였다.

02

암 병동 가는 길

다음 날 아침, 나는 서울행 버스에 올랐다. 읍내의사가 써 준 진료의뢰서를 들고 종합병원 전문의를 찾아가는 길이었다. '학계를 대표하는 명의라 예약이 어려운데, 때마침 빈 시간이 생겨 하루 만에 되었다'고 읍내의사가 생색을 내던 분이었다.

밤새 잠을 뒤척이다 새벽에 일어난 나는 생각을 정리하고 마음을 다잡았다. 의사가 확언을 한 만큼 암이라 전제하고 앞으로 어떻게 할지 방향을 정했다. 새벽공기의 상쾌함 덕분인지, 하루 동안 적응이 된 때문인지 어제와 달리 그렇게 혼란스럽지는 않았다.

결론은 간단했다. 가능하면 빨리 검진을 받고 수술을 하자는 것이었다. 수술 외에 달리 방법이 없다는 생각이 들었고, 밤늦게까지 찾아본 각종 정보도 그러한 생각에 도움이 되었다.

'다른 암에 비하면 진행이 느린 '착한 암'이다, 조기에 발견해 수술하면 완치율이 높다, 최근에는 로봇수술이 도입되어 후유증도 적다, 수술을 받고 완치되어 건강하게 살고 있다…….'

관련 카페와 유튜브에는 전립선암에 대한 정보가 셀 수 없이 많았다. 수술에 대해 불안감과 두려움을 토로한 내용도 많았지만 긍정적인 내용도 적지 않았다.

나는 찾아본 여러 사례를 기준으로 지금의 내 상태를 면밀히 점검했다. 배뇨가 조금 불편한 것은 사실이지만 병이라고 느낄 정도는 아니다. 지금의 이 상황도 특별한 증상이 있어서가 아니라 건강검진에서 비롯되었다. 그러니 암이라 해도 초기에 가까울 것이다. 빨리 수술을 하고 치료를 받으면 완치도 가능할 것이라 생각되었다.

수술에 따른 제반 문제도 점검했다. 찾아보니 수술을 할 경우 입원 기간이 10여 일 내외였다. 통원 치료까지 포함해도 한 달 정도면 될 것 같고, 그 정도면 회사에서 병가처리가 가능하다. 비용도 크게 문제 될 게 없었다. 20년 동안 들었던 암보험이 지난해 만료되어 아쉽지만 대신 가입한 실손보험이 있으니 보험처리를 하면 된다. 그러니 하루라도 빨리 검사를 받고 수술을 하자. 이것이 잠을 뒤척이며 고민한 끝에 내린 결론이었다. 덕분에 조금은 담담한 마음으로 버스에 오를 수 있었다.

병원이 위치한 강남은 서울에서 생활할 때 수시로 오가던 곳이었다. 시간이 흘렀다고 해도 길이 낯설지는 않았다. 그런데도 눈에 보이는 것은 영 딴판이었다. '이곳에 병원이 이렇게 많았나?' 싶을 정도로 병원만 눈에 띄었다. 대부분이 암 관련 병원이었다. 위암, 폐암, 유방암, 대장암, 소아암…… 종류별로 전문병원임을 표시한 간판들이 우후죽순처럼 내걸려 있었다.

그중에 특히 눈에 띄는 것이 있었다. 재발 · 전이 전담병원이라는 간판이었다. 그 간판을 보는 순간 잠자고 있던 불안감이 다시 요동쳤다. 재발 · 전이 전담이라니? 암이 얼마나 많이 재발되고 전이되길래 전담 병원까지 있단 말인가? 자세히 보니 그뿐이 아니었다. 상호 아래 작은 글씨로 적혀 있는 간판도 여러 개였다.

생각해보니 암 수술 뒤에는 늘 재발과 전이라는 말이 따라다닌다. 그렇다면 수술을 해도 완치가 어렵다는 것이 아닌가? 암이 무서운 것은 재발과 전이 때문이라는, 어젯밤 유튜브에서 찾아본 어느 분의 말이 생각났다. 어제는 크게 신경쓰지 않았는데 간판을 보자 그게 얼마나 심각한 문제인지 실감이 났다.

그러자 심장의 박동이 빨라지고 속이 거북해졌다. 퍼즐 조각이 뒤섞이듯 머릿속이 헝클어졌다. 새벽에 다잡은 마음이 뿌리부터 다시 흔들렸다.

"이것으로는 알 수 없으니 검사부터 다시 해 봐야 합니다. PSA보다 더 정밀하게 알 수 있는 PCI 검사, CT 검사, MRI 검사를 해 봐야 상태가 어떤지 알 수 있습니다."

간호사를 통해 건네준 진료의뢰서를 대충 한 번 훑어본 의사는, 내던지듯 책상 구석에 내려놓으며 입을 열었다. 목소리에서도, 시선을 돌려 나를 쳐다보는 얼굴 표정에서도 감정이 느껴지지 않았다. 물기 하나 없이 바싹 마른 표정과 목소리였다.

"……?"

나는 무척 당혹스러웠다. 내심 기대하고 있던 모습과 너무 달라 어떻게 대응해야 할지 갈피를 잡지 못했다.

어젯밤 나는 인터넷을 뒤져 담당의사에 대한 정보를 찾았다. 내 몸을 진료하고 수술까지 하게 될 의사가 어떤 분인지 확인하고 싶었다. 찾아보니 '학계를 대표하는 명의'라고 얘기한 읍내의사의 말이 수긍이 되었다. 관련 학회장을 비롯해 경력이 화려했다. 특히 전립선암 수술에 있어서는 둘째가라면 서러울 정도의 베테랑 의사였다.

그보다 더 호감이 가는 정보도 있었다. '환자의 입장에서 환자를 먼저 생각한다', 어느 인터뷰 기사에 소개된 그의 진료철학이었다. '언제나 그런 마음으로 진료에 임하고 있다'고 그는 여러 차례 강조했다.

"그래, 이런 분이라면……."

나는 조금 마음이 놓였다. 베테랑 기술에 훌륭한 인품까지 갖춘 분이니 믿고 맡겨도 될 것 같았다. 내 심정을 이해하고 내 입장에서 판단하고 배려해 주리라는 믿음이 생겼다.

그런데, 아니었다. 내 심정이나 입장은 조금도 고려되지 않았다. 표정은 냉정했고 어투는 사무적이었다. 가까이할 수 없는 권위와 카리스마가 느껴졌다. 무엇 하나 자세히 물어볼 용기가 나지 않았다. 어젯밤의 기대가 와르르 무너지는 느낌이었다.

"암이라면…… 암이 맞다면 왜 생긴 건가요?"

그래도 나는 어렵게 용기를 내 물었다. 목소리가 위축되어 있음을 내가 먼저 느꼈다.

"유전적인 요인을 포함해 여러 가지 원인이 있을 수 있습니다. 정확한 것은 검사를 해 봐야 알 수 있습니다."

들으나 마나 한 대답이었다. 지금의 내 심정이 어떤지, 알지도 못하고 관심도 없는 것 같았다. '환자의 입장에서 환자를 먼저 생각한다'던 인터뷰 기사가 떠올랐다. 언론을 통해 보도된 것이 실제 모습과 많이 다르다는 것을 나는 다시 한 번 실감했다. 나는 더 이상 묻지 못했다. 알겠습니다, 대답을 하고 진료실을 나왔다. 확인하지는 못했지만 길게 잡아도 3분이 넘지 않을 시간이었다.

03

두 달 반의 생체실험

"결과는 2주일 후에 확인할 수 있습니다."

검사를 마치고 접수를 하자 간호사는 다음 면담이 2주일 뒤로 잡혔다며, 검사 결과도 그때 알 수 있다고 했다.

"이틀도 아니고 2주일 뒤라고요?……."

나는 또 한 번 당황했다. 다른 것도 아니고 암과 관련된 검사였다. 하루라도 빨리 확인을 하고 조치를 취해야 하는데 2주일 뒤라니?…….

나는 마음이 급해졌다. 며칠이라도 날짜를 앞당겨 달라고 사정 아닌 사정을 했다. 간호사는 고개를 흔들었다. 담당의사 일정이 꽉 차 있어 조정이 어렵다는 것이었다. 종합병원과 전문의의 위세가 어느 정도인지 새삼 실감이 났다.

저녁 늦게 영월 집으로 내려온 나는 그대로 침대 위에 몸을 던졌다. 소금에 절인 배추처럼 몸이 축 늘어졌다. 씻기도 싫고 먹기도 귀찮았다. 그냥 한숨 푹 자고 싶었다. 억지로 눈을 감았다. 하지만 잠이 오지 않았다. 머릿속이 더 복잡해지고 불안감과 공포가 스멀스멀 올라왔다. 가위에 눌린 것처럼 몸이 뻣뻣해졌다. 손도 발도 그대로 굳어 버릴 것 같았다. 다시 눈을 떴다.

재발 전이 전담병원. 아침에 본 간판이 계속 머릿속에 남았다. 버스를 타고 내려오는 동안에도, 침대에 몸을 눕힌 지금 이 순간에도 자석처럼 달라붙어 떨어지질 않았다.

수술에 대해 다시 생각하게 되었다. 재발과 전이가 따라다니는 수술, 완치가 되지 않는 수술을 해야 하는지, 그것밖에 방법이 없는지, 그게 정말 최선의 길인지……. 판단이 되지 않았다. 생각할수록 혼란스러웠다.

"그래, 어차피 기다려야 한다면 몸부터 관리하자. 모든 것은 결국 몸관리에 달려 있다. 암이든 아니든, 수술을 하든 안하든 몸 관리는 해야 한다. 그러니 기다리는 동안 몸 관리에 집중하자."

밤새 몸을 뒤척거리며 고민을 거듭한 나는 그렇게 마음을 다잡았다. 2주일 뒤에 결과를 확인한다고 해서 검사가 끝나는 것이 아니다. 시작일 뿐이다. 암이라면 결국 조직검사에 전이검사까지 해야 하는데 얼마의 기간이 더 걸릴지 장담할 수 없다. 하루가 아까운 시간을 고민만 하며 허비할 수는 없다. 그러니 우선 할 수 있는 것부터 하자. 음식관리 운동관리는 지금 바로 시작할 수 있으니 그것부터 하자. 일단 시작하고 구체적인 것은 공부를 하면서 보완하면 된다. 수술이니 방사선이니 하는 것은 지금 고민해 봐야 소용없으니 신경 쓰지 말자. 검사가 끝난 뒤에 결과를 보고 결정하면 된다…….

나는 침대를 박차고 일어섰다. 베란다로 나와 창문을 활짝 열었다. 캄캄한 어둠 속에서 시원한 새벽공기가 쏟아져 들어왔다. 그 뒤로 어둠을 밀어내며 뿌옇게 먼동이 밝아 오고 있었다. 나는 두 손을 불끈 쥐고 다시 한 번 마음을 다잡았다. 내 인생에서 결코 잊지 못할 길고 지루한 밤이었다. 동시에 먼동이 트듯 내 마음에 빛을 밝힌 희망의 새벽이었다.

그날부터 나는 음식관리, 운동관리를 시작했다. 먼저 몸에 좋지 않다는 것을 일절 먹지 않았다. 일주일에 두세 번씩 즐기던 술과 식사 후에 습관적으로 마시던 커피, 육류와 육가공 식품을 완전히 끊었다. 우유와 유제품, 생선과 밀가루 음식도 먹지 않았다. 자연식이라 해도 설탕과 기름이 많이 들어간 것은 입에 대지 않았다. 공장에서 만든 가공식품도 멀리했다.

대신 몸에 좋다는 과일과 채소를 많이 먹었다. 아침에는 사과와 토마토 같은 생과일과 제철 채소 대여섯 가지로 만든 샐러드를 먹었다. 점심과 저녁은 잡곡을 섞은 현미밥에 채소와 해조류 반찬을 먹었다.

동시에 운동을 시작했다. 매일 새벽 5시에 집을 나서 주변의 공원이나 야산을 걸었다. 핸드폰에 워크온WalkON(걸음측정 앱)을 깔아 놓고 매일 1만 보 이상씩 체크하며 걸었다. 비가 오면 우산을 쓰고 걸었다. 하루도 거르지 않았다.

한편으로 몸에 대한 공부를 시작했다. 인터넷을 검색해 관련 정보를 찾아 읽고 유튜브에 들어가 관련 강의나 강연을 들었다. 도서관에서 관련 서적을 찾아 읽고 공감이 큰 책은 구매해 밑줄을 쳐 가며 두 번 세 번 읽었다.

쉽게 말해 음식관리 운동관리지, 평생 동안 이어 온 삶의 방식을 바꾸는 일이었다. 무척이나 힘들고 고통스러웠다. 그래도 나는, 그동안 소홀히 했던 것을 참회하는 심정으로 묵묵히 이겨 냈다. 검사 결과를 기다리는 2주일 동안, 그 후 조직검사까지의 두 달 동안 철저히 실천했다. 내 삶을 바꾼 두 달 반의 생체실험이었다.

04

조직검사와 확진판정

눈을 감고 심호흡을 했다. 그래도 가슴의 요동은 잦아들지 않았다. 어느 정도 예상을 하고 대비도 했지만 별 소용이 없었다. 제발 암만은 아니길 바라는 간절한 기원이 가슴 저 밑바닥에서 용암처럼 끓어올랐다. 심장의 고동은 점점 커지고 입에서는 믿지도 않는 하나님 부처님이 중얼거려졌다.

눈을 떴다. 다시 한 번 심호흡을 하고 앞에 놓인 결과지를 응시했다. 일주일 전에 한 전립선 조직검사 결과지였다. '의무기록 사본 증명서'라는 제목 아래 환자명으로 내 이름이 정확하게 표기되어 있었다. 예약된 면담일까지 기다릴 수 없어 사본 열람을 신청해 이메일로 전송받은 것이었다.

입안에 고인 침을 삼키고 조심스레 표지를 넘겼다. 손끝이 파르르 떨렸다.

"아~"

곧바로 짧은 신음이 터져 나왔다. 12개 샘플 중 7개에 종양검출이 표시되어 있었다. 검사를 위해 떼어 낸 전립선 조직 12개 중 7개에서 종양이 발견되었다는 표시였다.(사진2, 7개 종양검출이 확인된 결과 보고서)

"결국……, 결국……."

외마디 신음만 터져 나왔을 뿐 나는 말을 잇지 못했다. 아무것도 생각나지 않았다. 대낮인데도 한밤중처럼 사방이 어둡고 캄캄했다. 두 손으로 얼굴을 감싸고 고개를 숙였다. 부들부들 떨리는 손가락 사이로 긴 한숨이 뿜어져 나왔다.

정밀검사를 하고 난 2주일 뒤 나는 다시 서울로 올라갔다. 결과를 확인하기 위해서였다.

"CT를 봐도 그렇고 MRI도 그렇고 암일 확률이 높습니다. 60~70% 정도 됩니다. 조직검사를 해야겠습니다."

모니터를 보고 있던 의사는 내가 자리에 앉자 그제야 몸을 돌리며 말했다. 간단명료하고 권위적인 어투와 태도는 처음 그대로였다. 나는 다른 질문을 찾기가 어려웠다. 알겠습니다, 간단히 대답하고 진료실을 나왔다. 지난번보다도 더 짧은 면담이었다.

조직검사는 두 달 뒤로 날짜가 잡혔다. '수술도 아니고 검사 하나

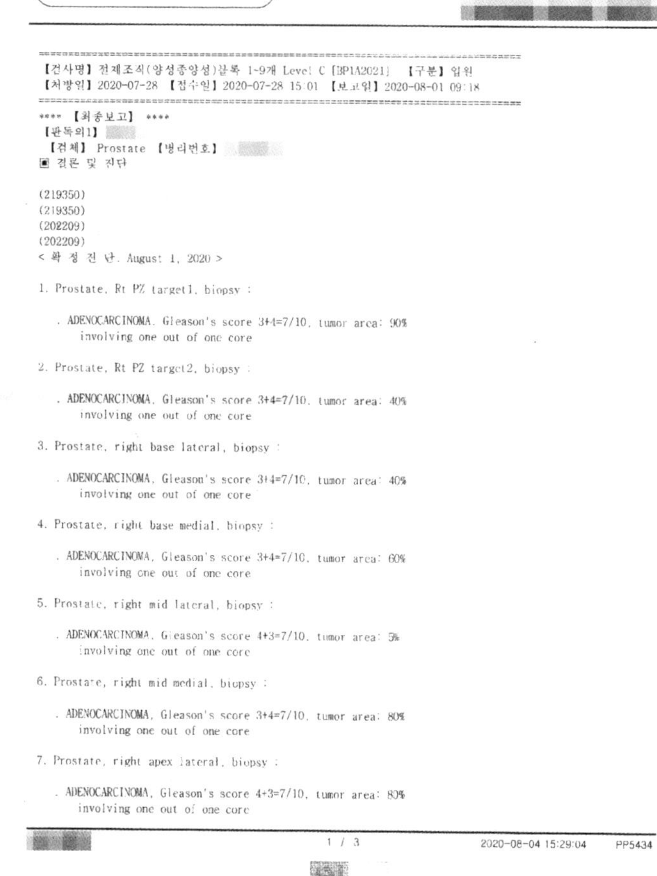

등록번호 :
성　　명 : 한상도　　　M
주민번호 : 630621-*******

TEXT 검사결과

【검사명】 절제조직(양성종양성)검체 1-9개 Level C [BP1A2021]　【구분】 입원
【처방일】 2020-07-28 【접수일】 2020-07-28 15:01 【보고일】 2020-08-01 09:18

**** 【최종보고】 ****
【판독의1】
【검체】 Prostate 【병리번호】
▣ 결론 및 진단

(219350)
(219350)
(202209)
(202209)
< 확 정 진 단. August 1, 2020 >

1. Prostate, Rt PZ target1, biopsy :

. ADENOCARCINOMA, Gleason's score 3+4=7/10, tumor area: 90%
involving one out of one core

2. Prostate, Rt PZ target2, biopsy :

. ADENOCARCINOMA, Gleason's score 3+4=7/10, tumor area: 40%
involving one out of one core

3. Prostate, right base lateral, biopsy :

. ADENOCARCINOMA, Gleason's score 3+4=7/10, tumor area: 40%
involving one out of one core

4. Prostate, right base medial, biopsy :

. ADENOCARCINOMA, Gleason's score 3+4=7/10, tumor area: 60%
involving one out of one core

5. Prostate, right mid lateral, biopsy :

. ADENOCARCINOMA, Gleason's score 4+3=7/10, tumor area: 5%
involving one out of one core

6. Prostate, right mid medial, biopsy :

. ADENOCARCINOMA, Gleason's score 3+4=7/10, tumor area: 80%
involving one out of one core

7. Prostate, right apex lateral, biopsy :

. ADENOCARCINOMA, Gleason's score 4+3=7/10, tumor area: 80%
involving one out of one core

1 / 3　　2020-08-04 15:29:04　　PP5434

사진2 | 7개 종양검출이 확인된 결과 보고서

하는 데 무슨 시간이 그렇게 걸리냐?' 따져 물었지만, 환자가 밀려서 그렇다는 데에는 할 말이 없었다. 하기야 복도를 꽉 메운 환자들을

보니 이해가 되었다. 근래 들어 전립선암 환자가 급증하고 있다는 언론의 보도도 실감이 났다.

한편으로는 잘됐다는 생각도 들었다. 관리를 시작한 지 2주일, 나는 내 몸이 조금씩 달라지고 있음을 느꼈다. 체중이 줄면서 몸이 가벼워지고 혈액순환이 개선되고 있었다. 정수리의 탈모, 발뒤꿈치의 각질 등 신체 여러 부위에서 의미 있는 변화가 일어나고 있었다. 두 달 동안 관리를 계속하면 좀 더 분명한 결과를 얻을 수 있을 것 같았다.

그런 마음과 자세로 나는 하루하루 최선을 다했다. 음식을 철저하게 가려 먹었고, 새벽마다 산을 오르고 공원길을 걸었다. 그렇게 두 달을 보내고 난 7월 28일 나는 병원에 입원해 조직검사를 했고 그 결과를 이메일로 전송받은 것이었다.

예상을 하고 대비를 한 덕분인지, 지난번의 경험에 따른 반복효과인지 나는 이내 정신을 수습했다. 내 몸에 암이 있다는 사실을 냉정하게 받아들이고 어떻게 해야 할지 깊이 고민했다.

방법은 두 가지였다. 하나는 수술을 하고 항암 치료를 받는 것이었다. 일주일 뒤로 예정된 면담에서 담당의사는 확진 사실을 알려 주며 수술을 권할 것이다. 조직검사에서 종양의 악성도가 중간치인 7로 나왔으니 수술을 하면 완치가 가능할 것이라 얘기할 것이다.

하지만 나는 그동안의 공부를 통해 수술에 대해 회의적인 생각을 갖고 있다. 수술은 암을 치료하는 것이 아니라 암으로 인해 생긴 종양을 제거하는 미봉책이라는 것을, 재발과 전이의 가능성이 상존할 수밖에 없다는 것을 알았기 때문이다. 그런 데다 요실금 등 수술에 따른 후유증도 적지 않아 어떻게든 피하고 싶은 것이 솔직한 심정이었다.

다른 하나는 그동안의 공부를 통해 알게 된 자연치유 방식이다. 음식관리와 운동관리와 마음관리를 통해 세포의 기능과 활동을 강화하여, 몸이 스스로의 힘으로 암을 이겨 내게 하는 것이다. 증상인 종양 제거보다 종양의 원인이 되는 세포의 기능 회복에 초점을 맞춰 암을 근본적으로 치료하는 방식이다.

나는 두 달 반의 생체실험을 통해 자연치유 방식을 선호하고 있다. 내 몸에 나타난 변화로 미루어 어느 정도 효과 또한 기대하고 있다. 하지만 이는 검증된 치료법이 아니다. 소수에 의한 대안적 방법론에 불과하다. 잘못될 경우 상태를 크게 악화시킬 수 있다.

어떻게 해야 할지 판단이 서지 않았다. 시계추가 흔들리듯 마음이 그네를 탔다. 도무지 갈피를 잡을 수 없었다. 밤은 깊어 가고 그에 비례해 나의 고민 또한 깊어만 갔다.

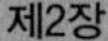

제2장

위기를 기회로

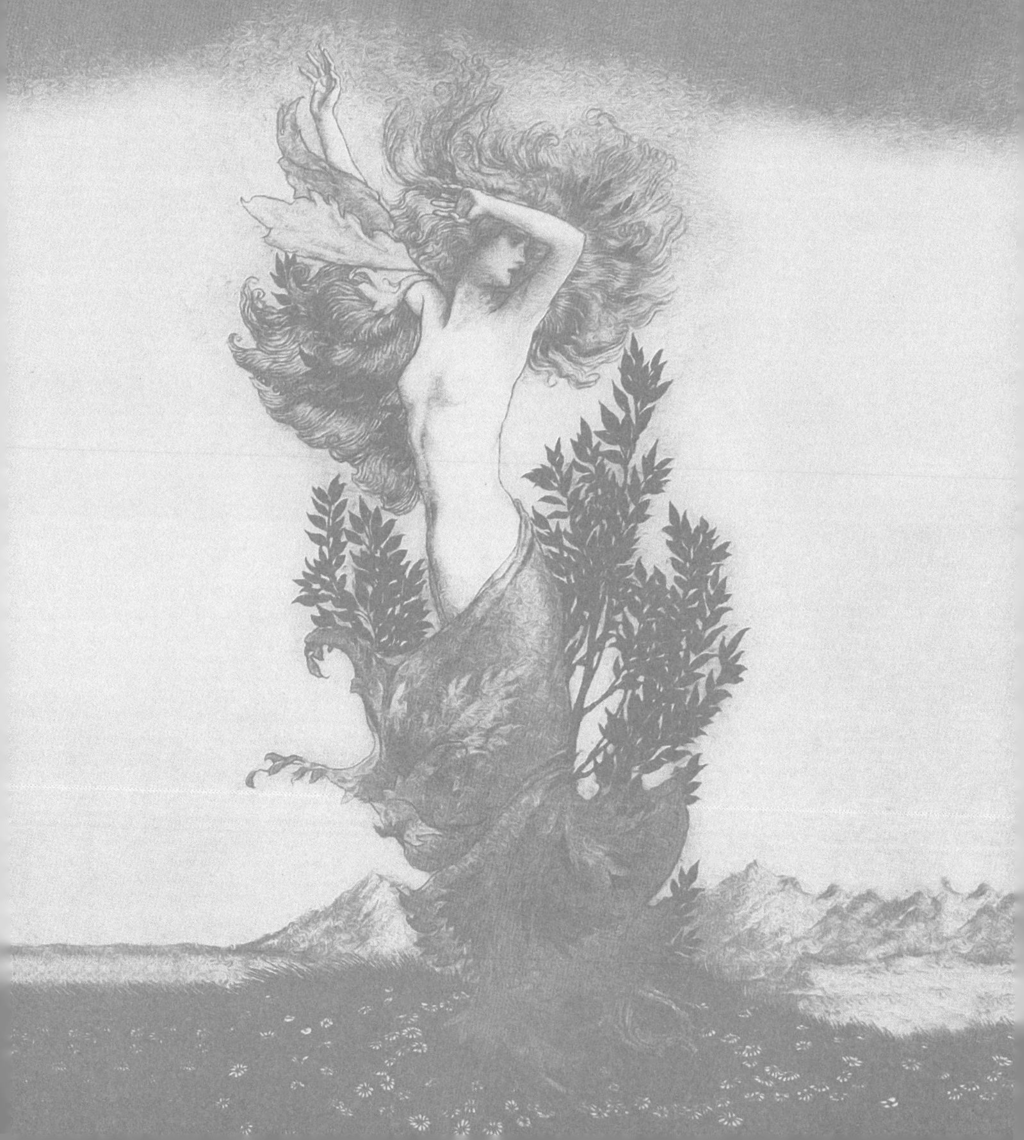

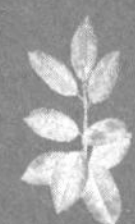

불과 2주일 만에 체중이 확 줄었다.
70kg이던 것이 62kg으로 8kg이 빠졌다.
머리숱이 늘었을 뿐 아니라 잔털까지 올라오고 있었다.
'야!~ 정말!~~' 감탄사가 연이어 터져 나왔다.
쿵쾅쿵쾅 가슴이 뛰었다.

05

무지無知의 대가

읍내의원에서 암인 것 같다는 진단을 받던 날, 나는 밤새 잠을 이루지 못했다. 처음에는 두려움 때문이었다. TV드라마에서 본 암환자의 모습이 머릿속을 어지럽히고, 수술, 재발, 전이, 불치, 죽음, 등등 암울한 단어들이 두더지게임처럼 불쑥불쑥 솟아올랐다. 뒤이어 원망과 분노가 터져 나왔다. 도대체 왜? 왜 하필 내게 이런 불행이 찾아온 것인지, 하늘이 원망스러웠다.

나는 정말 열심히 살았다. 지금까지 적지 않은 생을 살아오면서 주어진 일에 최선을 다했고, 욕을 먹거나 원한을 살만한 일은 하지 않았다. 검소하고 성실하게 생활했고, 돈이든 명예든 과욕을 부리지도 않았다. 교회에 나가지는 않았지만 기독교에서 말하는 하나님의 '선한 백성'이었다. 그런 내게 왜 이런 고통을 주는 것인지, 하나님이 계시면 붙잡고 따지고 싶었다.

하지만 이내 입을 다물었다. 모든 것이 내 잘못임을, 하나님이 내려주신 게 아니라 내가 스스로 초래한 것임을 깨달았기 때문이다. 내게 가장 소중한 것인데도, 내 삶의 근원이요 원천인데도 몸에 대해 알지 못했고, 알려고 하지도 않았던 무지無知. 그것이 열심히 산 것을 상쇄하고도 남을 만큼 크나큰 죄요, 암癌은 그 죄에 대한 벌이라는 것을 깨달았기 때문이다.

"약은 약사에게, 진료는 의사에게!"

어렸을 때부터 수도 없이 들었다. 특정 단체의 상업광고였는지, 정부가 지원한 공익캠페인이었는지는 분명하지 않지만 TV와 라디오를 통해 귀가 따갑도록 들었다.

그때는 몰랐다. 그것이 내게서 내 몸의 주도권을 빼앗아 가는 집행명령이요, 나 스스로 내 몸에서 멀어지게 만드는 세뇌의 구호였다는 사실을.

몰랐으니 속절없이 당했다. 반드시 지켜야 하는 삶의 지침으로 알고 충실히 따랐다. 손가락에 피만 나도 병원을 찾았고, 속이 조금만 거북해도 약국을 찾았다. 그러면서 나는 몸에서 멀어졌다. 내 몸이 어떻게 구성되어 있는지, 언제 어떻게 움직이는지, 무엇을 좋아하고 싫어하는지…… 알지도 못했고 알려고 하지도 않았다. 그 모든 것을 의사와 약사에게 맡기고 의지했다. '주치의'라는 그럴듯한 이름까지

부여하면서 말이다. 그렇게 하는 것이 내 몸을 지키고 보존하는 최선의 방법이라고 굳게 믿었다.

무지하니 되는대로 행동했다. 먹는 것이 특히 그랬다. 고등학교 때부터 자취생활을 하다 보니 더더욱 엉망이었다. 라면이나 국수, 통조림 같은 가공식품을 주식으로 먹었다. 반면 몸에 좋다는 과일이나 채소는 입에 대지도 않았다. 음식을 먹기보다 끼니를 때우는데 급급했다.

대학에 진학하면서 술과 담배와 커피가 추가되었다. 일이년도 아니요 수십 년을 그렇게 생활했으니 몸이 어찌 견딜 수 있겠는가? 지금의 이 상태가 그나마 다행인지도 모른다. 그러니 누구를 원망하고 무엇을 탓하겠는가? 암은 결국 내 몸을 타인에게 맡기고 되는대로 행동한 내 무지의 대가였다. 입을 다물 수밖에 없었다.

"…… 우리나라에서는 약재가 많이 산출되지만 사람들이 제대로 알지 못하니 종류별로 나누고 우리나라에서 부르는 명칭을 써 백성들이 쉽게 알 수 있도록 하라."

선조 임금이 허준에서 새로운 의서 편찬을 명하면서 당부한 말이다. 여기저기 조잡하게 흩어져 있는 의학적 지식들을 한데 모으고 체계적으로 분류해 사람들이 쉽게 배우고 익혀 스스로 양생養生하고 질병을 예방하게 하라는 것이었다. 동양 최고의 의학서적인 〈동의보감〉東醫寶鑑이 만들어진 배경이다.

이렇듯 조선시대만 해도 몸에 대한 관심과 탐구는 삶의 기본이었다. 내 몸의 구조와 기능을 알고 생명활동의 원리를 깨우쳐 질병을 예방하고 건강한 삶을 영위하는 것, 사람이라면 누구나 알고 실천해야 하는 생활지침이었다. 특히 학문을 하는 선비라면 우선적으로 배우고 익혀야 할 기본 소양이었다.

일제 강점기를 통해 서구문물이 들어오면서 모든 것이 달라졌다. 개체 중심의 분석적인 사고를 중시하는 서양의학은 몸에 대한 지식을 고도의 전문분야로 특화해 일반인의 영역에서 분리시켰다. 면면히 이어져 온 우리의 오랜 전통은 전근대적인 미신으로 몰아 터부시했다. 해방이 된 뒤에도 '약은 약사에게, 진료는 의사에게!'를 소리 높여 외치며 사람들을 세뇌시켰다.

그 영향으로 초중고 12년의 교육과정에서도 몸과 건강에 대해서는 가르치지 않았고 배우지도 못했다. 모든 것을 의사 약사에게 맡기고 스스로는 금치산자가 되었다. 나 또한 예외가 아니었다.

암이라는 예기치 못한 상황에 처하고 보니 그것이 그렇게 후회스러울 수가 없다. 내가 내 몸에 대해 몰랐다는 것이, 알려고 하지도 않았다는 것이 한없이 부끄럽고 한스럽다. 그런 나 자신에게 울화가 치민다. 사회적 풍토가 그랬다고 변명 아닌 변명을 해 보지만 그런다고 달라질 것은 없다.

'모르는 것은 죄가 아니다'고 했던가? 아니다. 모르는 것은 죄다. 죄도 큰 죄다. 나는 지금 그 죗값을 받고 있다. 암(癌)이라는 무서운 벌을 말이다. 그러니 지금이라도 알아야 한다. 알아야 속죄할 수 있고, 알아야 처벌에서 벗어날 수 있다. 나는 그런 절박한 심정으로 몸에 대한 공부를 시작했다.

06

위기를 기회로

앞에서도 언급했듯 나는 의학적 지식이나 건강관리에 있어서는 문외한이나 마찬가지였다. 몸이 불편하면 으레 병원이나 약국을 찾았지, 스스로 어떻게 해 볼 생각은 하지 못했다. 내 몸속에 어떤 기관과 장기가 있고, 어떤 기능과 역할을 하는지, 잘 알지 못했고 알려고 하지도 않았다.

건강검진을 하고 결과표를 받아도 구체적인 내용은 알지 못했다. 그저 정상이라면 안도하고 정상범위에서 벗어나면 불안해하는 것이 전부였다. 지금의 이 사태를 초래한 PSA 검사도 이번에 처음 알았고, 전립선이라는 장기조차 남성제품 광고에서 들어본 것이 고작이었다.

암도 마찬가지다. 사망률이 높고 완치가 어렵다, 발병하면 수술을 하고 항암 치료를 받아야 한다, 머리카락이 다 빠질 정도로 고통스럽다…… 하는 것이 내가 아는 전부였다. 발병 원인이나 증상 등에 대해서는 아는 것이 하나도 없었다.

그런데도 암이라는 말을 들었을 때 나는 곧바로 음식이 원인임을 직감했다. 어렸을 때부터 지금까지 수십 년 동안 이어 온 내 식습관이 잘못되었다는 것을 누구보다 나 자신이 잘 알기 때문이었다.

고향인 영월을 떠나 원주에 있는 고등학교로 진학하면서 나는 자취생활을 시작했다. 어린 나이에 홀로 학교를 다니며 식사를 해결해야 했다. 영양이니 균형이니 하는 것은 생각할 여력이 없었다. 어떤 식으로든 끼니를 때우는 것이 급선무였다. 밥보다 빵이나 라면을 더 자주 먹었고, 반찬 또한 마트에서 파는 가공식품에 의존했다. 하루 이틀도 아니고 3년 내내 그런 생활이 이어졌다. 영양은 없고 몸에 해로운 첨가물만 수두룩한 식습관이 그때부터 형성된 것이었다.

이러한 식습관은 대학에 진학한 뒤에도 이어졌고, 군에 다녀온 뒤 직장생활을 할 때에도 마찬가지였다. 술과 기름진 안주에 하루에도 몇 잔씩 믹스커피를 마셨으니 더하면 더했지 덜하지는 않았다. 결혼 후 조금 나아지기는 했지만 7년 전 혼자 귀농한 뒤로는 비슷한 생활이 다시 반복되었다.

그러니 어찌 몸이 견디겠는가? 지금까지 이 정도로 버텨 준 것이 다행이라면 다행이었다. 병원에서 얘기하는 것처럼 유전적 요인이나 생활습관의 영향도 있겠지만 가장 큰 원인은 잘못된 식습관 때문이었다. 수십 년에 걸쳐 생각 없이 먹고 마신 음식들. 내 몸속에 암을 만든 주범이 바로 그것임을 나는 확신할 수 있었다.

"해도 너무 했어. 그러는 게 아니었는데……."

지난날의 식습관을 돌아보자 심한 자괴감이 밀려왔다. 어쩌면 그렇게 무심했는지, 부끄럽고 창피해 고개를 들 수가 없었다. 생각할수록 얼굴이 화끈거리고 헛기침이 터져 나왔다.

하지만 어쩌랴? 이미 엎질러진 물이다. 이제 와서 후회해 봐야 소용이 없다. 내 자신을 더 비참하게 만들 뿐이다.

"그래, 바꾸자. 이제부터라도 바꿔 나가자."

나는 고개를 들었다. 주먹을 불끈 쥐고 이를 악물었다. 지난 일은 이미 지나간 일, 어찌할 수 없는 과거에 매달려 시간을 허비하지 말자, 늦었지만 이 일을 계기로 내 몸에 관심을 갖고 바꿔 나가자, 그것이 진정한 반성이요 참회가 아닌가……

나는 그렇게 마음을 다잡았다. 암 발병이라는 인생의 위기. 그것을 오히려 내 몸을 새롭게 재생시키는 계기로 활용하자 다짐한 것이었다.

07

지금 당장 시작하다

"지식이란 아는 것이 아니다. 실행하는 것이다."

어느 책에선가 읽고 공감이 되어 가슴속에 밑줄을 그어 놓은 말이다. 지금부터라도 내 몸을 관리하자고 결심을 하니 불현듯 이 말이 떠올랐다.

나는 곧바로 주방으로 갔다. 냉장고와 싱크대를 뒤져 가공식품을 있는 대로 다 끄집어냈다. 라면을 비롯해 햄, 참치, 커피, 삼겹살, 냉동만두, 통조림, 탄산음료, 식용유…… 꽤 많은 것들이 식탁 위에 수북이 쌓였다. 김치냉장고에 넣어 둔 소주와 맥주도 꺼냈다.

쓰레기봉투를 갖다 놓고 선별을 시작했다. 봉지라면, 컵라면, 믹스커피, 정제설탕, 튀김기름 등 몸에 좋지 않다고 알려진 것들을 가차없이 봉투에 넣었다. 작업은 이내 끝나고 봉투는 하나 가득 채워졌다. 꾹꾹 눌러 주둥이를 묶으며 나는 단호한 목소리로 선언했다.

"이제 너희들과는 작별이다. 다시는 찾지 않을 것이다. 잘 가라!"

좋아하는 것을 해 주는 것보다 싫어하는 것을 하지 않는 것이 더 큰 사랑이라고 했다. 몸도 마찬가지라는 생각이 들었다. 몸에 이로운 것을 먹는 것보다 해로운 것을 먹지 않는 것, 그것이 먼저라고 판단해 가공식품부터 끊기로 한 것이었다. 술과 커피도 물론이었다. 오랜 시간 함께해 온 정겨운 것들이지만 나는 한줌의 미련도 남기지 않았다. 그럴 여유가 없었다.

봉투를 문 밖에 내놓고 남은 것들은 바구니에 담아 선반 위에 올려놓았다. 올리브기름, 당면, 쌀가루 등등 이로운지 해로운지 판단이 안 되는 것들이었다. 더 알아보고 공부해 판단이 서면 그때 조치할 생각이었다.

그 길로 나는 장바구니를 들고 마트로 갔다. 로컬푸드 코너에서 현미와 수수쌀과 서리태 등, 몇 가지 잡곡을 카트에 담았다. 토마토와 사과 같은 과일도 골랐다. 양배추와 브로콜리와 당근 등, 여간해서 먹지 않았던 채소도 주저 없이 담았다. 맛이 있는지, 내 입맛에 맞는지는 고려하지 않았다. 얼마나 몸에 좋은지, 면역력을 키우는데 얼마나 도움이 되는지만 고려했다. 유기농이나 친환경 제품이 있으면 그것부터 집었다. 가격도 신경 쓰지 않았다.

카운터에서 계산을 하고 장바구니에 옮겨 담는데 물건들이 많이 낯설었다. 바로 전날과 비교해도 완전히 딴판이었다. '그래 여태까지 먹은 것이 지금의 내 몸을 만들었다면, 이제부터 먹는 것이 내일의 내 몸을 만들 것이다. 몸에 좋은 것만 먹자. 그러면 내 몸 또한 좋아지지 않겠는가?' 마음속으로 나는 두 번 세 번 다짐했다.

그날부터 나는 먹는 것을 완전히 바꿨다. 백미와 육류, 생선, 계란, 기름 등은 일절 입에 대지 않았다. 즐겨 먹던 밀가루 음식도 마찬가지였다. 종류를 불문하고 술은 한 방울도 마시지 않았고, 하루 몇 잔씩 마시던 커피도 완전히 끊었다. 빵이나 피자나 과자 같은 가공식품은 두말할 필요가 없다.

대신 과일과 채소, 통곡물을 먹었다. 아침은 과일과 채소만 먹었다. 전립선에 좋다는 토마토와 사과를 기본으로 제철 과일 한두 개를 곁들였다. 거기에 양파, 당근, 양배추, 양상추, 비트 등으로 샐러드를 만들어 먹었다.

점심과 저녁은 수수, 콩, 귀리 등의 잡곡을 섞은 현미밥에 된장국이나 청국장, 미역국 등을 곁들였다. 반찬은 채소와 나물, 해조류로 차렸다. 조리를 할 때 식용유는 한 방울도 쓰지 않고, 과일과 채소를 갈아 만든 즙을 사용했다.

동시에 먹는 양도 줄였다. '한국인은 밥심!'이라며 한 공기 수북하게 먹던 것을 4분의 3 정도로 줄이고 대신 시간을 늘렸다. 입에 넣고 씹고 또 씹었다. 10분 내외였던 식사시간을 1시간 내외로 늘렸다. 씹는 것이 지루하면 책을 읽거나 유튜브를 보면서 먹었다. 먹는 음식은 물론 방식까지 완전히 바뀌었다. 나의 일상치유는 그렇게 시작되었다.

08

고통을 인내하다

식습관을 바꾸고 닷새쯤 지났을 무렵이다. 욕실에서 세수를 하는데 몸이 이상했다. 팔이 축 늘어져 힘이 하나도 없었다. 양손에 물을 받았지만 들어 올리기가 힘들었다. 고개를 세면대 가까이 숙여 겨우 몇 번 훔치고 말았다. 수건으로 닦는 것도 힘들고 머리까지 어질거렸다. 다리가 풀려 중심을 잡기도 힘들었다. 배 속에서는 꼬르륵 꼬르륵 소리가 나고 허기도 심하게 느껴졌다.

이날이 처음은 아니었다. 사흘째부터 비슷한 증상이 나타났다. 어느 정도 후유증을 예상했던 터라 참고 견뎠는데 점점 심해지더니 결국 이 지경에까지 이른 것이었다.

겨우 몸을 추스르자 머릿속이 복잡해졌다. 이게 정말 맞는 것인지 의구심부터 들었다. 채식이 정말로 몸을 살리는 길인지, 오히려 축내기만 하는 것은 아닌지 혼란스러웠다. 조금씩이라도 고기를 먹어 체력을 보충해야 한다는 생각도 들었다. 시작할 때의 다짐과 신념이 일주일도 되지 않아 뿌리째 흔들렸다.

쉽지 않을 거라고 예상은 했다. 하지만 이렇게 힘들 줄은 몰랐다. 입맛이 없다거나, 허기가 진다거나, 고기가 당긴다거나, 하는 정도 예상했는데 그게 아니었다. 암보다 먼저 맥이 풀려 쓰러질 것 같았다. 처음부터 다시 검토해야 한다는 생각이 머릿속을 비집고 올라왔다.

가장 장수하는 조류로 알려진 솔개는 평균 70년을 산다. 하지만 일반적인 솔개의 수명은 40년 전후로 알려져 있다. 이때가 되면 발톱이 노화하고 깃털과 부리가 길게 자라 사냥을 하지 못한다. 먹이를 구하지 못해 굶어 죽을 수밖에 없는 위기에 처한다. 이때 솔개는 생사를 건 선택을 한다. 그대로 죽어 갈 것인가, 새롭게 변화할 것인가?

변화를 선택한 솔개는 바위 위로 올라간다. 단단한 바위를 쪼아 무딘 부리를 깨뜨린다. 깨어진 부리 속에서 새 부리가 돋아나면 노화한 발톱과 깃털을 하나하나 다 뽑아낸다. 그 고통을 묵묵히 참고 견딘다. 그렇게 6개월이 지나면 발톱과 깃털이 다시 돋아나 예전과는 완전히 다른 모습이 된다. 그 힘으로 30여 년의 새로운 삶을 살게 된다.

뭔가 잘못된 것이 아닌가 하는 의구심이 들었을 때 반사적으로 솔개의 이야기가 생각났다. 다시 태어나기 위해 부리가 깨어지고 발톱과 깃털이 뽑히는 아픔을 묵묵히 참고 견디는 솔개의 모습이 그려졌다. 변화와 고통에 대해 다시 생각하게 되었다.

변화란 익숙한 상황에서 낯선 상황으로 나아가는 것이다. 편안하고 안정된 환경을 버리고 불편하고 불안정한 환경으로 뛰어드는 것이다. 고통이 따를 수밖에 없다. 그것을 참고 견뎌야 변화가 이루어진다. 그것이 변화의 기본적인 속성이다.

암이 생길 정도로 엉망인 몸을 정상으로 되돌린다는 것은 엄청난 변화가 아닐 수 없다. 부리를 깨고 발톱과 깃털을 뽑아내는 솔개처럼 새로 태어나는 것에 비할 수 있다. 그러니 그에 따르는 고통 또한 클 수밖에 없다. 그것을 참고 견뎌야 원하는 변화를 이룰 수 있다.

생각이 거기에 미치자 마음이 한결 누그러졌다. 지금의 이 고통이 내 몸이 변화하고 있다는 반증으로 느껴졌다. 피하고 외면할 것이 아니라 이겨 내고 극복해야 한다는 자각이 일었다.

"그래, 참고 견디자. 견뎌야 한다."

나는 다시 이를 악물었다. 가슴 저 밑바닥에서 뜨거운 기운이 솟아올랐다.

09

변화가 나타나다

시간이 지나면서 몸이 한결 좋아졌다. 무거운 것을 들거나 운동을 할 때 맥풀림 현상이 나타나긴 했지만 강도가 약해져 견디기가 수월했다. 고비를 넘었다는 것이 몸으로 느껴졌다.

그때부터 몸 이곳저곳에서 크고 작은 변화가 감지되었다. 눈에 띄는 변화는 역시 체중 감소였다. 불과 2주일 만에 체중이 확 줄었다. 70kg이던 것이 62kg으로 8kg이나 빠졌다. 왜 그렇게 말랐냐? 어디 아프냐? 보는 사람마다 붙잡고 물어볼 정도였다. 빙그레 웃는 것으로 대답했지만 마음은 흐뭇했다.

관리를 하면서 제일 신경 쓴 것이 체중이었다. 몸 안에 쌓인 독소와 노폐물이 빠져야 몸이 살아나는데 그것을 보여 주는 단적인 요소가 체중 감량이다. 그런 소리를 듣는다는 것은 내 몸이 긍정적인 방향으로 변화하고 있다는 반증이었다.

비슷한 시기에 욕실에서 머리를 감을 때였다. 뭔지 모르겠는데 평소와 느낌이 좀 달랐다. 주위를 둘러봤지만 바뀐 것은 아무것도 없었다. 고개를 갸웃거리며 드라이기로 머리를 말리는데 머리숱에 시선이 꽂혔다. '어?!' 하는 감탄사와 함께 눈이 휘둥그레졌다. 전에 비해 머리숱이 풍성해 보이는 것이었다.

사실 나는 원형탈모가 심했다. 50대가 되면서 정수리가 허옇게 드러났다. 샴푸를 기능성으로 바꾸고 영양제도 사서 바르는 등 많은 노력을 했지만 별 소용이 없었다. 시간이 갈수록 면적이 점점 넓어졌다. 남은 머리카락을 얇게 펴 스프레이로 고정시켜도 가려지지가 않았다. '유전이라는데 어쩌겠어', 대머리셨던 아버지를 원망(?)하며 포기하고 살았다.

그런 상황인데 머리숱이 많아진 것 같으니 어찌 놀라지 않겠는가? 나는 이리저리 머리를 돌려 가며 몇 번이나 확인했다. 핸드폰으로 셀카를 찍어 살펴보기도 했다.

정말이었다. 머리숱이 늘었을 뿐 아니라 가장자리에 가느다란 잔털까지 올라오고 있었다. '야~! 정말~~!' 감탄사가 연이어 터져 나왔다. 쿵쾅쿵쾅 가슴이 뛰었다. 근래에 경험하지 못한 희열이었다.

변화는 시력에서도 확인되었다. 나는 오래전부터 근시다. 책처럼 아주 근접한 것을 볼 때는 안경을 벗어야 하고, 조금 떨어져 있으면 써야 한다. 그래야 제대로 보인다. TV도 그렇다. 안경을 쓰지 않으면 화면이 뿌옇게 보이고 자막은 읽지도 못한다. 안경이 없으면 생활 자체가 어려웠다.

어느 날 세수를 하고 거실로 나왔는데 켜 놓은 TV의 자막이 읽혔다. 안경을 썼나 얼굴을 만져 봤지만 잡히지 않았다. 안경을 벗었는데도 보이는 것이었다. 물론 선명하지는 않았다. 그래도 충분히 읽을 수 있었다. 뿌옇게 흐려 알아보지도 못했던 예전에 비하면 괄목할 만한 변화였다.

발뒤꿈치도 달라졌다. 나는 피부가 거칠고 건조해 발뒤꿈치에 각질이 심했다. 양말을 벗으면 가뭄에 논바닥 갈라지듯 뒤꿈치가 갈라지고 마른 백설기처럼 각질이 일었다. 사우나라도 다녀오면 긁어내고 쥐어뜯기에 바빴다. 그러던 것이 말끔히 사라졌다. 내 발이 맞나 싶을 정도로 깨끗하고 매끄러워졌다. 나도 모르는 사이의 변화였다.

정수리의 탈모와 근시, 그리고 발뒤꿈치 각질. 생각해 보니 심장에서 멀리 떨어진 말단조직의 문제라는 공통점이 있었다. 혈액공급이 원활하지 못해 산소와 영양이 부족하기 때문에 나타난 현상이었다. 그것이 개선되었다는 것은 그만큼 혈액순환이 원활해졌다는 것을 의미했다.

"그래, 맞아. 피가 잘 통하니 다 좋아진 거야."

나는 몇 번이고 고개를 끄덕였다. 이제 모든 것이 분명해졌다. 음식과 운동을 제대로 관리하자 소화작용과 혈액순환이 원활해지고, 그 덕분에 산소와 영양소가 머리끝 발끝까지 원활하게 공급되어 세포 활동이 촉진된 것이었다.

그러자 확인해 보고 싶은 것이 생겼다. 혈압이었다. 나는 오래전부터 혈압도 높았다. 지난번 검진에서도 위험수준이었다. 몇 번을 재도 146 이상이었고, 결과지에서도 고혈압 위험이 있다며 전문의 상담을 권했다. 전립선암 때문에 잊고 있었을 뿐이었다.

하지만 지금은 다를 것 같았다. 머리끝과 발끝에서 변화를 보일 정도로 혈액순환이 원활해졌다면 이는 곧 심장의 부담이 그만큼 줄었다는 것을 의미했다. 그렇다면 혈압 또한 떨어졌을 것이니 직접 확인해 보고 싶었다.

그길로 나는 영월의료원으로 달려갔다. 로비에 있는 혈압측정기에 앉아 팔을 끼우고 시작 버튼을 눌렀다. 얼마 지나지 않아 측정수치가 프린트되어 나왔다. 128에 80이었다. 몇 번을 다시 측정했다. 마찬가지였다. 130을 넘어가지 않았다. 그래! 나는 속으로 또 한 번 쾌재를 불렀다. 언제 어디서 재도 140 이하로는 내려오지 않았던 혈압이, 관리를 시작한 지 2주일 만에 정상으로 돌아온 것이었다.

"그렇구나, 음식이 이렇게 중요하구나."

나는 비로소 실감했다. '내가 먹는 것이 나를 만든다'는 것을 내 몸이 직접 보여 주는 것이었다.

"그렇다면……."

암 또한 극복할 수 있겠다는 희망이 생겼다. 공부를 해 보니 암도 결국 같은 문제였다. 독소와 노폐물로 인해 영양과 산소를 공급받지 못한 세포가 이상반응을 일으킨 것이 암세포요, 암세포가 쌓이고 쌓여 덩어리가 된 것이 암 종양이었다. 발생 원인에 있어서는 탈모나 각질과 다를 바 없었다.

물론 수십 년 동안 쌓이고 쌓인 것이니 쉽게 극복되지는 않을 것이다. 그래도 지금처럼 꾸준히 관리하면 언젠가는 사라질 것이고, 내 몸은 본래의 모습으로 돌아올 거라는 기대가 생겼다. 암도 극복할 수 있겠다는 희망과 그런 나 자신에 대한 믿음. 두 달 반 동안의 생체실험을 통해 얻은 가장 큰 성과였다.

10

나의 길을 가다

조직검사 결과지를 통해 전립선암 확진 판정을 받은 다음 날 나는 읍내의원을 찾아갔다. 수술적 치료와 자연치유 중 어느 것을 선택해야 할지 좀 더 알아보고 싶은데 상의할 곳이 거기밖에 없었다. 가지고 간 결과지를 보여 주며 대응방안을 물었다.

"빨리 수술해야 합니다."

의사는 내 말이 채 끝나기도 전에 칼로 무 자르듯 말했다. 수술 외에는 방법이 없다는 투였다. 예상했던 그대로였다.

현대의학의 암 치료법이 수술과 화학 치료, 방사선 치료라는 것은 나도 알고 있다. 그로 인한 후유증이 얼마나 심한지도 알고, 최근의 공부를 통해 그것이 근본적인 치료가 아니라는 사실도 알게 되었다. 다른 방법이 없거나 화급을 다투는 상태가 아니면 피하고 싶은 것이 솔직한 심정이었다. 그래서 지금 하고 있는 자연치유에 대해 의학적 자문이라도 받을까 싶어 찾아온 것인데 '역시나'였다.

"수술하면 완치가 되나요? 재발하거나 전이될 우려는 없나요?"

뻔한 대답에 실망한 나는 조금 시큰둥한 어투로 물었다.

"암은 하루라도 빨리 수술해야 합니다. 그래야 완치율이 높고 재발과 전이의 가능성도 그만큼 줄일 수 있습니다."

역시 판에 박힌 대답이었다. 두 달 전이라면 몰라도 지금의 나는 그 정도의 대답에 만족할 수 없었다.

"알겠습니다. 그런데, 식이요법 운동요법은 어떻게 생각하세요? 사실은 제가 두 달 전부터……."

나는 결국 그렇게 물었다. 어떤 대답이 나올지 예측 가능한지라 망설였지만 어쨌든 확인은 해 보고 싶었다.

"다른 데 신경 쓰지 마세요. 하루라도 빨리 수술하는 게 최선의 방안입니다. 이번에 올라가면 날짜부터 잡으세요. 요즘 환자들이 많아 기다리는 시간이 길어질 수 있습니다."

친절하게 수술날짜까지 걱정해 주었지만 내 귀에는 들려 오지 않았다. 알겠습니다, 형식적인 인사만 건네고 진료실을 나왔다.

나는 다시 고민에 빠졌다. 결국은 원점이었다. 음식과 운동을 통한 암 치유. 그에 대해 자문을 구하고 싶었는데 헛수고였다. 여러 책에서 지적했듯 현대의학은 수술로 종양을 제거하는 것 외에는 관심이 없다. 그러고 보면 다음 주로 예약된 담당의사와의 면담 또한 기대할 것이 없다. 전립선암 수술의 최고 권위자라는 분이 어떻게 나올지는 불을 보듯 뻔하다.

나는 지금의 내 상태를 다시 한 번 점검했다. 조직검사를 통해 확진은 되었지만 아직까지 암이라고 할 만한 특이한 증상은 보이지 않는다. 약간의 배뇨장애가 있지만 생활하는 데 큰 불편은 없다. 그동안 공부한 바에 따르면 전립선암은 진행이 느린 편이다. 그래서 '착한 암'이라 불리기도 한다.

또 암의 악성도를 나타내는 '글리슨 점수'Gleason Score라는 게 있는데 2에서 10까지의 숫자로 표시된다. 10에 가까울수록 악성이고, 그만큼 진행과 전이의 가능성이 높다. 나의 경우 조직검사 결과지에 표시된 글리슨 점수가 7이다. 조금 높긴 하지만 악성은 아니다. 이러한 내용을 종합해 볼 때 읍내의사가 권유하는 것처럼 서둘러 수술해야 할 만큼 심각한 상황은 아니었다.

나는 또 두 달 반의 생체실험을 통해 음식과 운동치유에 긍정적인 생각을 갖고 있다. 모발과 시력, 피부 등에 나타난 변화로 미루어 암 또한 치유될 수 있다는 희망을 갖고 있다. 그것을 내 몸으로 직접 실현하고 싶은 마음 또한 간절하다.

그에 반해 수술은 가능하면 피하고 싶다. 마음을 단단히 먹어도 불안감과 두려움을 떨칠 수 없다. 재발과 전이는 물론 요실금과 발기부전 같은 후유증 또한 적지 않게 걱정이 된다. 그뿐이 아니다. 그동안 열심히 만들어 놓은 몸 안의 면역시스템이 파괴된다. 수술을 하고 화학 치료나 방사선 치료를 병행하게 되면 치명적인 손상을 입을 수밖에 없다.

그렇다고 선뜻 자연치유를 택할 수도 없다. 긍정적인 면이 있다고 해도 어디까지나 소수의 대안적 치료에 불과하다. 효과가 제대로 검증되지 않았고 결과를 장담할 수 없다. 생각대로 되면 더없이 좋겠지만, 반대의 경우 수술조차 어려울 정도로 악화될 수도 있다.

며칠 동안 고민을 거듭한 나는 결국 후자를 선택했다. 주기적으로 상태를 체크해 악화될 경우 수술을 하겠다는 현실적인 고려와 함께 내 경험과 소신을 믿기로 했다. 만에 하나 최악의 경우가 발생하더라도 내 소신에 따른 결과인 만큼 묵묵히 받아들이자고 다짐도 했다. 나 자신을 믿고 나의 길을 가기로 결심한 것이었다.

제3장

알아야 이긴다

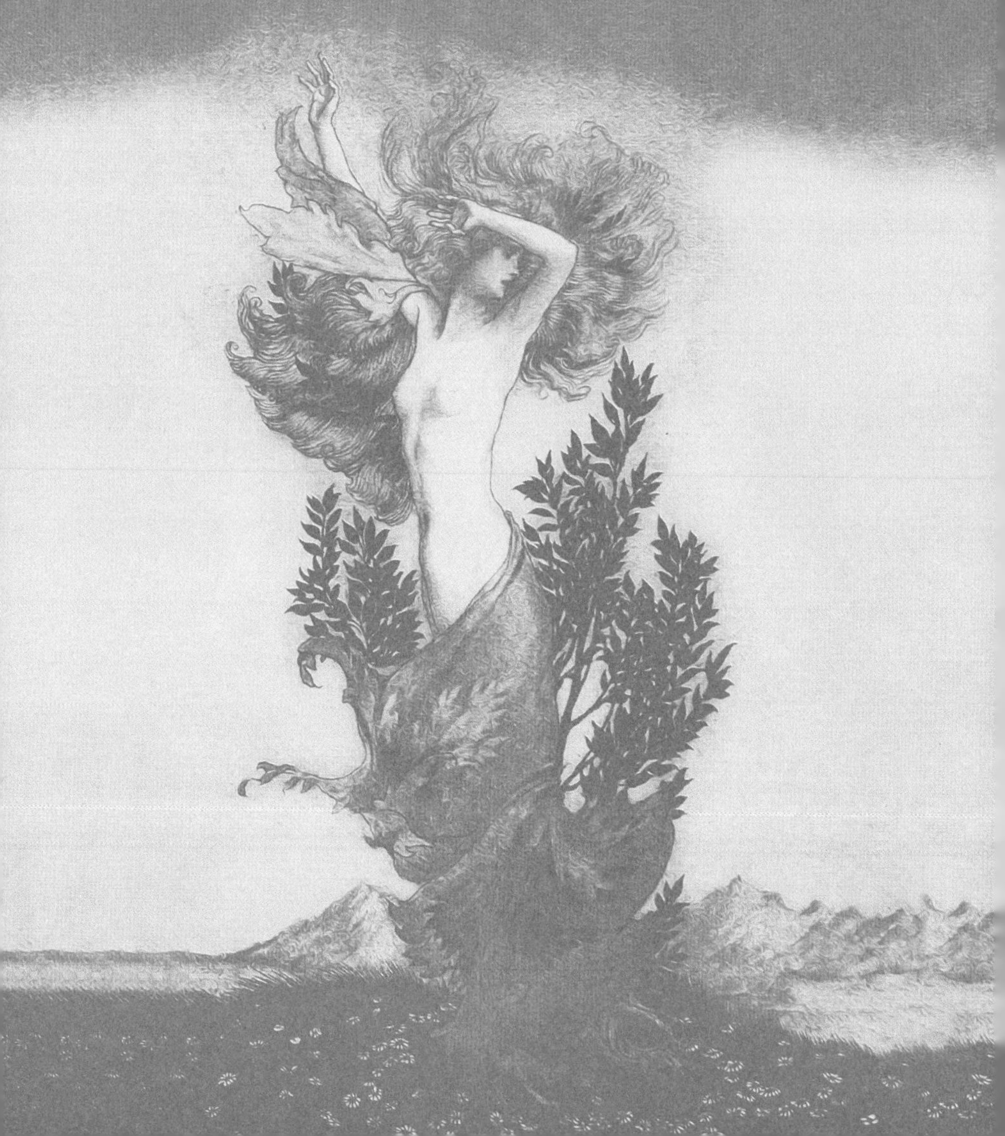

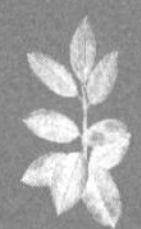

수술과 화학요법은 암을 치료하는 것이 아니다.
원인은 남겨둔 채 결과만 제거하는 임기응변에 불과하다.
그러니 종양은 언제든 다시 나타날 수 있다.
수술 후 재발과 전이가 빈번하게 나타나는 것이 바로 그 때문이다.
그러니 치료해야 할 것은 종양이 아니다.
원인이 되는 암 현상을 치료해야 한다.

11

알아야 이긴다

네이버 검색창에서 '전립선암'이라는 글자를 입력하고 엔터키를 눌렀다. 검색 결과가 줄줄이 나타났다. 파워링크, 지식백과, 인플루언서, 지식in, 뉴스기사, 도서 등 여러 분야로 구분되어 관련 정보가 끝없이 이어졌다.

유튜브에 접속해 같은 검색을 했다. 전립선암의 진단과 치료에서 극복사례까지, 전문의 강의와 환자 인터뷰 영상이 한둘이 아니었다. 제목만 훑어보는 데도 꽤 많은 시간이 걸렸다.

암 예방, 암 치료, 자연치유, 신체구조, 건강관리, 식습관 등 생각나는 단어를 입력하고 같은 검색을 했다. 역시 수많은 정보와 영상이 이어졌다.

"이렇게 많은 정보가 손안에 있었는데……."

다시금 후회가 밀려왔다. 내 몸에 대해 아는 것이 어려운 게 아니었는데, 손가락 하나만 까딱하면 읽고 보고 들을 수 있었는데, 왜 그렇게 무심해 이 상황까지 오게 했는지…….

그렇다고 후회만 하고 있을 수는 없었다. 두 번 다시 후회하지 않으려면 무지에서 벗어나는 것이 급선무였다. 나는 후회하는 이 순간을, 후회 극복의 시발점으로 삼아 몸에 대한 공부를 시작했다. 그동안의 무지를 속죄하겠다, 입술을 질끈 깨물면서.

그때부터 나는 컴퓨터와 휴대폰에서 손을 떼지 않았다. 밤이 늦도록 관련 정보를 찾아 읽고 동영상을 검색해 시청했다. 몸의 구조와 기능, 몸에 좋은 음식과 해로운 음식, 식품 각각의 성분과 기능…… 알아야 하고 배워야 할 것이 한둘이 아니었다. 나는 대학 입시를 준비하듯 열심히 파고들었다.

그렇게 며칠 하다 보니 이래서는 안 되겠다는 생각이 들었다. 사람마다 하는 얘기가 다르고 체계가 잡히지 않았다. 그때그때의 단편적인 정보로는 전반적인 이해가 어려웠다.

그래서 찾은 것이 책이다. 나는 틈이 나는 대로 읍내 도서관을 찾았다. 음식과 건강에 관한 책을 대출해 읽고 또 읽었다. 오랜 시간에 걸쳐 연구한 세계적인 석학들의 책은 인터넷으로 구입해 두 번 세 번 반복해 읽었다. 더글라스 그라함의 〈산 음식 죽음 음식〉, 콜드웰 에셀스틴의 〈지방이 범인〉, 하비 다이아몬드의 〈다이어트 불변의 법칙〉, 〈나는 질병없이 살기로 했다〉, 〈자연치유 불변의 법칙〉, 존 맥두걸의 〈어느 채식의사의 고백〉, 〈맥두걸 박사의 자연식물식〉, 레이먼드 프랜시스의 〈암의 스위치를 꺼라〉, 데이비드 A. 싱클레어의 〈노화의 종말〉, 이시형 박사의 〈면역이 암을 이긴다〉, 엄융의 박사의 〈건강공부〉…… 등등이 그때 읽은 책이었다.

지식은 탐구하면 할수록 갈증을 느낀다고 했다. 공부를 하다 보니 나 또한 그런 갈증이 생겼다. 특히 신체의 구조와 기능에 대한 갈증이 심하게 느껴졌다. 음식을 먹으면 몸 안에서 어떤 과정을 거쳐 어떻게 대사가 되고, 그 과정에서 각각의 기관과 장기는 어떤 역할을 하는지 제대로 알고 싶었다. 몸관리를 위해 반드시 배워야 한다는 생각이었다.

하지만 생물학이나 의학에 가까운 신체생리는 짧은 시간에 혼자 공부할 수 있는 게 아니었다. 기초 지식이 전무한 나로서는 책으로 공부하는 것도 한계가 있었다.

궁하면 통한다고, 인터넷을 검색하다 눈이 확 뜨이는 사이트를 찾았다. K-MOOC였다. 국가평생교육진흥원에서 운영하는 K-MOOC는 온라인을 통해 누구나 원하는 강좌를 무료로 들을 수 있는 온라인 공개강좌 서비스였다. 차근차근 둘러보니 여러 대학 및 연구소에서 제공하는 다양한 분야의 강좌가 수백 개 개설되어 있었다.

나는 우리 몸에 관한 강좌 중 몇 개를 선택했다. 고려대 나흥식 교수의 〈생물학적 인간〉, 중앙대 이무열 교수의 〈내 안의 우주〉, 건국대 이상원 교수의 〈보이지 않는 미생물 세계〉……. 강좌당 15주 내외의 과정으로 구성되어 종합적이고 체계적인 공부에 제격이었다.

나는 주로 식사시간을 이용해 강의를 들었다. 오래 씹고 천천히 먹는 것이 습관화되면서 식사시간이 1시간 정도 되었다. 이 시간을 밥만 먹으며 보내기가 아까웠는데 강의 수강이 적격이었다. 태블릿으로 강의를 들으며 먹으니 지루함도 덜해 그야말로 일석이조였다. 한 번 듣고 이해가 어려운 것은 두 번 세 번 반복해 들었다.

그렇게 나는 음식관리와 함께 그것을 받아들이는 몸의 생리에 대해서도 열심히 공부했다. 그와 비례해 엉성하기 짝이 없던 나의 〈일상치유비법〉도 조금씩 체계를 갖추게 되었다.

12

소음과 정보

아침밥은 꼭 챙겨 먹어야 한다. 아니다, 아침은 굶는 게 낫다. 과일의 당도 당이다, 많이 먹으면 안 된다. 아니다, 과일은 섬유질을 함유하고 있어 많이 먹어도 괜찮다. 커피는 발암물질을 포함하고 있어 몸에 해롭다. 아니다, 커피는 몸에 이로운 항암식품이다…….

이뿐이 아니다. 네이버나 유튜브에서 검색을 하다 보면 같은 식품에 대해 상반된 주장을 하는 경우가 한둘이 아니다. 일반 유튜버들만의 문제가 아니다. 해당 분야의 전문가를 자처하는 의사나 식품학자 사이에서도 같은 일이 벌어진다. 심한 경우 한 방송에 나와 논쟁을 벌이기도 한다. 그럴 때면 참 난감하다. 누구 말이 옳고 누구 말이 그른지 판단이 되지 않는다. 혼란만 가중될 뿐이다.

예전에는 정보가 부족해 문제였다. 요즘에는 너무 많아서 문제다. 온갖 정보가 넘쳐 나다 보니 올바르고 정확한 정보를 찾기가 점점 더 어려워진다.

식품이나 건강에 관한 정보는 특히 더하다. 사람들의 관심이 많다 보니 하루에도 수많은 정보가 올라온다. 유튜브 영상만 해도 수천 건에 달한다. 문제는 정보의 질이다. 내용에 대한 검증이나 규제 없이 누구나 자유롭게 게시하니 신뢰할 수 없는 정보가 많다. 사실과 다른 정보, 주관적인 경험을 객관화시키는 정보, 지엽적인 것을 침소봉대하는 정보, 특수한 것을 일반화시키는 정보 등 신뢰를 해치고 혼란을 가중시키는 정보가 부지기수다.

건강과 질병에 대해 문외한인 나는 그런 경우 정말 난감했다. 몸 안에 있는 암을 생각하면 철저히 가려 먹어야 하는데 이로운지 해로운지 판단이 서지 않으니……. 이러지도 못하고 저러지도 못하는 진퇴양난의 처지가 되어 답답하고 짜증만 났다. 이래서는 안 된다, 먼저 정보를 판단하는 기준이 있어야 한다는 생각이 들었다. 나는 그동안의 경험과 공부를 토대로 세 가지 판단기준을 마련했다.

첫째는 특정 식품보다 식단 전체의 영양과 균형을 생각했다. 어떤 식품이든 하나하나 놓고 보면 좋지 않은 게 없다. 다 나름의 영양과 기능을 가지고 있다. 문제는 전체 식단과의 조화와 균형이다. 아무리 좋은 영양소라도 과잉이 되면 오히려 독으로 작용한다.

식물성 기름을 예로 들 수 있다. 식물성 기름에는 우리 몸에 꼭 필요한 오메가3, 오메가6 지방산이 다량 함유되어 있다. 이를 부각시켜 식물성 기름의 섭취를 권하는 영상이 수도 없이 많다. 하지만 나는 일절 먹지 않는다. 매일 아침식사로 먹는 과일과 채소를 통해 필요한 양을 충분히 흡수하기 때문이다. 이를 감안하지 않고 몸에 좋다고 애용하면 과잉이 되어 오히려 독으로 작용할 수 있다.

둘째로 오랫동안 연구한 석학들의 의견을 따랐다. 앞에서 언급한 것처럼 상반된 주장을 놓고 선택을 해야 할 경우 주장하는 분의 이력과 경륜을 보고 판단했다. 한 분야를 오랫동안 연구한 석학들의 의견을, 여기저기 있는 정보를 취합해 전달하는 유튜버나 블로거의 주장과 비교할 수 없다. 특히 오랜 연구 결과를 책으로 발간한 세계적인 석학들의 의견을 우선적으로 따랐다.

셋째로 세세하고 지엽적인 것에는 신경 쓰지 않았다. 검색을 하다 보면 지엽적이고 단편적인 정보가 많다. 함께 섭취하면 궁합이 맞아 더 좋다, 섭씨 몇 도 이상으로 조리하면 영양분이 파괴된다, 칼로리를 따져 먹어야 한다…….

과학적인 근거까지 들이대며 주장하니 맞는 말일지도 모른다. 그래도 나는 무시하고 신경 쓰지 않았다. 지켜야 하는 것이 복잡하고 까다로우면 실천하기가 어렵다. 음식관리는 하루 세 끼 365일 계속해야 한다. 기본적인 것만도 지키기 어렵다. 그렇게 세세한 부분까지 신경을 쓰다 보면 지쳐서 포기하기 쉽다. 지켜야 할 것을 최소화해 쉽고 편하게 하는 것. 그것이 올바른 방안임을 나는 그동안의 경험을 통해 터득했다.

이와 같은 세 가지 기준을 토대로 나는 나만의 관리방안을 정립해 나갔다. 아울러 내 몸으로 직접 실천하면서 결과를 반영해 수정하고 보완했다. 앞으로 소개할 〈일상치유비법〉은 그런 과정과 경험을 통해 축적된 내 삶의 결정물이다.

13

원인과 증상

"이것이 있으므로 저것이 있고, 이것이 생기므로 저것이 생긴다. 이것이 없으므로 저것이 없고, 이것이 사라지므로 저것이 사라진다."

불교의 핵심 사상인 연기법緣起法을 거론할 때면 빠짐없이 인용되는 구절이다. 원인이 있으면 반드시 결과가 있고, 결과가 있으면 반드시 원인이 있다는 뜻이다. 이 한마디에 석가모니 가르침의 모든 것이, 불교의 전부가 들어 있다고도 한다. 우리가 사는 세상이 연기의 세상이요, 세상의 모든 일이 연기 속에서 이루어지기 때문이다.

소우주라 불리는 몸속의 세상 또한 다르지 않다. 이것에 의해 저것이 영향을 받고, 저것이 달라지면 이것 또한 달라진다. 관계가 존재에 우선한다. 전체가 개체에 영향을 미친다. 그 어떤 물체나 현상도 독자적으로 존재할 수 없다. 관계와 조화 속에서 의미를 지니게 된다.

암에 대해 공부하면서 불교의 연기론을 떠올린 것은 우연이 아니다. 공부를 하다 보니 암의 세계에도 부처님의 가르침이 예외 없이 적용된다는 것을 알았기 때문이다.

암과 암 종양의 관계가 그렇다. 암이 암세포의 이상 증식을 일으키는 어떤 현상이라면 암 종양은 그로 인해 나타나는 증상이다. 암이 원인이요 그 결과가 암 종양이다. 그러니 암과 암 종양 사이에도 다음과 같은 연기법이 적용된다.

"암이 생기므로 암 종양이 생기고, 암이 사라지므로 암 종양이 사라진다."

여기에는 또한 '암이 사라지지 않으면 암 종양도 사라지지 않는다'는 의미가 함께 내포되어 있다. 이렇게 인과관계를 명확히 하니 암을 치료하기 위해 무엇을 해야 할지가 분명히 드러난다. 원인이 되는 현상으로서의 암을 치료하면 결과인 암 종양은 따라서 사라질 것이기 때문이다.

그런데, 병원을 중심으로 하는 현대의학은 원인인 암은 제쳐 두고 증상이자 결과인 암 종양에만 매달린다. 조직검사를 통해 암 종양이 발견되면 그것을 '암'이라 하고 수술과 화학요법, 방사선요법을 동원해 종양을 제거하는 데 집중한다. 대부분의 환자나 보호자 또한 그것을 암 치료로 알고 있다.

하지만 엄밀히 말해 수술과 화학요법은 암을 치료하는 것이 아니다. 암으로 인해 나타난 증상을 치료할 뿐이다. 원인은 남겨 둔 채 결과만 제거하는 임기응변에 불과하다. 그러니 증상은 언제든 다시 나타날 수 있다. 제거한 그 자리에 나타날 수도 있고, 다른 곳으로 옮겨 발현될 수도 있다. 수술 후 재발과 전이가 빈번하게 나타나는 것이 바로 그 때문이다.

그러니 치료해야 할 것은 종양이 아니다. 원인이 되는 암 현상을 치료해야 한다. 물론 위중하고 고통스런 상태라면 종양 제거가 우선일 수 있다. 하지만 그때에도 반드시 원인 치료가 병행되어야 한다. 원인이 해결되지 않으면 증상은 다시 나타날 것이기 때문이다.

전립선암 진단을 받은 후 나는 병원 치료를 거부했다. 병원에 가면서 보았던 재발 전이 전담병원이 계기가 되었다. 전담병원이 있을 정도로 재발과 전이가 발생한다면 그것이 과연 근본적인 치료가 될 수 있을까? 이런 의문에 대해 병원과 의사는 제대로 된 답을 주지 못했다. 그래서 나는 스스로 답을 찾고자 노력했고, 불교의 연기론에서 그 이치를 터득했다. 원인이 되는 암 현상을 치료하면 결과인 암 종양은 따라서 사라질 것이라 믿었다.

그래서 나는 종양 치료보다 현상으로서의 암을 치유하는 데 심혈을 기울였다. 몸속의 세포가 제 기능을 하지 못해 종양이 발생한 만큼 세포의 기능을 회복하는 것이 근본적인 치유요, 이를 위해서는 음식관리, 습관관리, 마음관리가 필요했다. 독소의 유입을 막고 영양이 풍부한 음식과 산소가 풍부한 공기를 공급해 세포의 기능을 활성화하면 암 종양은 저절로 사라질 것이기 때문이었다.

14

단 하나의 질병

위키백과에 의하면 질병의 종류가 3만여 종에 이른다. 무슨 병이 그렇게 많은지 나로서는 도무지 상상이 되지 않는다. 내가 알고 있는 것은 그야말로 빙산의 일각에 불과하다.

암만 해도 그렇다. 위암, 간암, 폐암, 유방암, 전립선암, 췌장암, 피부암……. 이름이라도 들어 본 것은 기껏해야 열댓 가지에 지나지 않는다. 그에 비해 공식적으로 등록된 암의 종류는 250여 종에 달한다고 한다. 장담은 할 수 없지만 의사들조차 모르는 암도 한두 가지가 아닐 것이다.

그러한 사실을 알고 나니 한숨부터 터져 나왔다. 몸관리를 위해서는 질병에 대해 알아야 하는데, 그 많은 질병을 어떻게 알고 배워야 할지 눈앞이 캄캄했다. 감당할 자신이 없었다. 그렇다고 전립선에만 매달릴 수도 없다. 온몸이 유기적으로 연결되어 영향을 주고받는 만큼 특정 대상에 국한하는 접근은 나무에 치우쳐 숲을 보지 못하는 우를 범할 수 있다.

몸에 대해 안다는 것이 그렇게 어려운 일인가? 그래서 의사 약사에게 맡기라고 하는 것인가? 그래서 병원의 진료과목이 점점 더 늘어나는 것인가? …… 답답하고 혼란스러웠다.

좀 더 공부를 하고 나자 생각이 바뀌었다. 질병의 종류가 3만여 종에 이른다는 것은 원인에 의한 것이 아니었다. 증상에 따른 분류였다. 하나의 원인은 다양한 곳에서 다양한 증상을 나타낼 수 있다. 발현되는 부위나 형태에 따라 수십 수백 가지가 될 수 있다.

그러니 중요한 것은 종류가 아니다. 원인과 현상이다. 찾아보니 공중보건학에서는 질병의 원인을 세 가지로 분류한다. 숙주 자체의 요인, 병인적 요인, 환경적 요인이 그것이다. 이 중 숙주 자체의 요인은 유전병의 원인이요, 병인적 요인은 감염병의 원인이다. 암과 같은 만성질환은 주로 환경적 요인 때문이다. 이는 곧 환경적 요인을 파악하고 관리하면 증상에 관계없이 통제가 가능하다는 것을 의미했다. 앞에서 언급했듯 원인이 사라지면 증상은 따라서 사라질 것이기 때문이다. 마음이 한결 가벼워졌다.

국내에도 널리 알려진 베스트셀러 〈암의 스위치를 꺼라〉를 쓴 레이먼드 프랜시스Raymond Francis는 '세상에는 하나의 질병만 존재한다'고 단언했다. 병명이 무엇이든, 증상이 어떻게 나타나든 모든 질병은 '세포의 기능장애'라는 하나의 원인에 의해 발생한다고 강조했다. 우리 몸을 이루는 기본 요소인 세포가 어떤 연유로 인해 본연의 제 기능을 하지 못하는 것. 그것이 질병이라는 것이다. 3만여 종에 이르는 질병의 종류는 그로 인해 나타나는 증상이요 결과일 뿐이라는 것이 그의 일관된 주장이었다.

이 책을 읽고 나는 체증이 내려가는 것 같은 개운함을 느꼈다. 공부를 하면서 어렴풋이 느껴지던 것들이 안개가 걷히듯 선명하게 드러나는 기분이었다. 질병의 원인이 하나라는 것은 내게 있어 특별한 의미가 있다. 그 치료 또한 하나라는 것을 의미하기 때문이다. 암을 포함해 모든 질병의 원인이 세포의 기능장애라면 그 장애를 개선해 세포의 기능을 회복시키면 모든 질병이 치료될 것이기 때문이다.

그보다 더 중요한 의미도 있다. 세포의 기능을 회복시키는 것은 누구나 할 수 있다는 사실이다. 의사만 할 수 있는 고도의 특화된 기술이 아니요, 3만여 종에 달한다는 질병을 다 알아야 하는 것도 아니다. 내 몸에 관심을 갖고 면밀히 관찰하면서 음식과 습관, 마음을 관리하면 된다. 지금 내가 하고 있는 '일상치유'가 바로 그것이었다.

프랜시스 박사는 또 세포가 기능장애를 일으키는 것은 독성물질의 과다 흡수와 영양 결핍 때문이라고 단언했다. 화학물질로 오염된 음식이나 공기를 통해 각종 독소가 과다하게 유입되는 반면, 활동에 필요한 영양분은 제대로 공급되지 않아 세포가 기능장애를 일으킨다는 것이다.

이러한 견해는 새로운 것이 아니다. 동양의학에서는 이미 수천 년 전부터 이를 기본 원리로 삼았다. 기氣의 태과불급太過不及이 그것이다. 동양의학의 핵심인 기는 몸 안의 흐름을 좌우하는 기본 에너지다. 양자물리학에서 말하는 파동과 같은 개념으로 보면 된다. 이 기가 몸속에서 균형을 이루면 심신이 안정되고 건강하지만 어떤 요인에 의해 태과불급의 상태, 즉 넘쳐서 주체할 수 없거나 부족해 맥이 빠지면 질병이 생긴다는 것이다. 프랜시스 박사의 견해도 이와 다를 바 없다.

그러니 치료법 또한 마찬가지다. 넘치는 기를 덜어 내고, 부족한 기를 채우면 된다. 쌓인 독소를 배출하고 부족한 영양을 공급하면 된다. 이 또한 '일상치유'의 음식관리, 습관관리, 마음관리로 귀결된다. 나는 내가 선택한 '일상치유'에 대해 점점 더 확신을 갖게 되었다.

15

분석과 통합

정밀검사를 위해 서울에 있는 종합병원을 찾았을 때의 일이다. 예약을 한 비뇨의학과를 찾아가는데 한참을 헤맸다. 건물의 구조가 복잡해서 그런 것이 아니었다. 진료과가 너무 많아 이름을 확인하는 것조차 힘들었기 때문이다.

알레르기내과, 혈액종양내과, 내분비대사내과, 감염내과, 류머티스내과, 신장내과……. 내과만 해도 10여 개였다. 전체로는 50과가 넘었다. 이름조차 처음 듣는 생소한 과도 한둘이 아니었다. 이렇게 세부적으로 나눠서 진료를 하니……, 종합병원이 다르긴 다르구나……. 나도 모르게 고개가 끄덕여졌다.

하지만 이내 의문이 생겼다. 이게 과연 좋은 것일까? 우리 몸은 하나로 연결되어 있는데 이렇게 부분 부분 나눠서 진료하고 처방하는 것이 올바른 것일까? 나무에 매달리면 숲을 보지 못하듯 어느 한 부분에 집중하면 전체에는 소홀해지게 마련인데 환자의 입장에서도 그게 바람직한 일일까? …… 의문이 꼬리를 물고 이어졌다.

의학계 일부에서는 근대 철학자 데카르트를 현대의학의 아버지라 부른다고 한다. 철학자 데카르트가 현대의학의 아버지라니? 무슨 그런 궤변이 있나 싶었다. 자세한 설명을 읽고 나서야 어느 정도 이해가 되었다.

데카르트 전까지 서양의학은 동양과 마찬가지로 신체와 정신을 하나로 보았다. 분리하지 않았다. 신체 안에 정신이 있고, 정신이 신체에 영향을 미친다고 믿었다.

데카르트가 나와 '신체와 정신은 독립된 실체'라고 규정하면서 인식이 달라졌다. 신체를 정신과 분리, 따로 떼어서 자르고 나누고 분석하게 되었다. 인체를 기계처럼 인식하고 통제하는 데카르트의 환원론적 생명관이 의학에 도입된 것이다. 이러한 인식의 전환에서 현대의학이 시작되었다고 보고 데카르트를 '현대의학의 아버지'로 부르는 것이었다.

이와 같은 분석적 접근을 통해 현대의학은 세포보다 더 미세한 단위의 유전자를 분석하고 규명함으로써 인체의 연구와 질병의 규명에 획기적인 발전을 이룩했다. 그 영향으로 의학이 점점 더 세분화·전문화되고 있으며, 병원의 진료 또한 이러한 흐름을 적극 반영하고 있다.

하지만 그것이 질병의 치료에 얼마나 기여했는가 하는 점에 있어서는 회의적인 시각이 많다. 기술이 발전하고 전문화 · 고도화되었지만 질병은 오히려 증가했고 치료가 어려운 난치병 또한 늘었기 때문이다.

사람의 몸은 하나의 유기적 결합체다. 전체가 서로 영향을 주고받으며 작용한다. 그러한 인체를 기계처럼 부분 부분 나누고 분리해서 치료하는 현대의학의 접근방식이 오히려 근본적인 치유를 방해하고 있다는 지적도 있다.

나는 전립선암 판정을 받았다. 방광 아래에 있는 호두알 크기의 전립선에 악성 종양이 생겼다는 것이다.

병원 치료는 종양 제거에 집중한다. 수술로 전립선을 떼어 내거나 화학요법, 방사선요법을 통해 종양을 태워 없앤다. 어떤 방법으로든 종양만 깨끗이 제거되면 치료가 성공한 것으로 간주한다. 재발하거나 다른 곳으로 전이되는 것은 별개의 문제다. 전립선암을 전립선에 국한된 질병으로 취급하기 때문이다.

나는 생각이 다르다. 전립선암도 암이요, 암은 어떤 원인에 의해 세포의 기능이 무너진 것이다. 단지 그 증상이 전립선에 나타났을 뿐이다. 그러니 전립선에 있는 종양을 제거한다고 치료가 되는 것이 아니다. 세포의 기능을 개선해 몸 전체의 질서를 회복해야 한다.

그러한 소신으로 나는 일상치유를 선택했고, 일상치유를 실천하면서 그러한 소신을 충실히 반영했다. 전립선의 종양 제거보다 세포의 기능 개선에 집중했다. 전립선에 특효라는 약품이나 영양제에 관심을 쏟는 대신 토마토, 마늘, 브로콜리 등 매일 먹는 과일과 채소에 시선을 돌렸다. 몸 안의 독소를 배출하고 풍부한 영양을 공급하는 데 온 힘을 기울였다. 특정 부분의 치료가 아니라 몸 전체의 질서를 회복하는 것. 그것이 근본적인 치유라고 확신했기 때문이다.

16

질병을 이기는 힘

음식과 공기 등을 통해 독소가 유입된다고 그것이 곧 질병으로 이어지는 것은 아니다. 우리 몸은 그에 대항해 스스로를 지킬 수 있는 힘을 가지고 있다. 몸에 해로운 세균이나 바이러스가 유입되면 경찰과 군대 역할을 담당하는 면역세포가 출동해 이를 막고 제거한다. 몸 안에서 생겨나는 독소에 대해서도 마찬가지다. 건강한 사람이라 해도 매일 5천여 개의 암세포가 생겨난다. 수백억 개의 세포가 생성되는 과정에서 이상세포가 발생하는 것이다. 하지만 걱정하지 않아도 된다. NK세포를 비롯한 면역세포가 이상세포를 발견하는 즉시 공격해 제거한다. 이렇듯 우리 몸은 스스로를 지키고 항상성을 유지하는 힘을 가지고 있다. 이를 자연치유력, 또는 면역력이라 부른다.

문제는 면역력에도 한계가 있다는 것이다. 이런저런 이유로 면역력이 약해져 제 기능을 하지 못하면 유입되는 독소를 막지 못하고 증식하는 암세포를 제거하지 못한다. 그로 인해 크고 작은 질병이 생겨나고 암세포는 암 종양으로 발전한다.

국민의사로 알려진 이시형 박사는 〈면역이 암을 이긴다〉에서 암 발생을 다음과 같이 설명한다.

"암은 암 세력과 면역세포의 세력다툼에서 일어난다. 암 유전자가 자동차의 액셀이라면 암 억제 유전자는 브레이크 역할을 한다. 서로 시소를 하듯 균형이 잡혀 있는데, 이 힘의 균형이 무너지면 암이 된다."

그러니 암 또한 면역력이 떨어져 생기는 질병이다. 자연치유력이 약해져 제 역할을 하지 못할 때 발생한다. 이를 뒤집어 생각하면 치료 방법 또한 분명해진다. 면역력을 강화하는 것이다. 세포의 기능장애를 개선하여 우리 몸이 스스로를 지키는 면역력을 회복하면 암 종양은 더 이상 견디지 못하고 스스로 무너지게 될 것이다.

읍내의원에서 암인 것 같다는 진단을 받은 후 나는 곧바로 몸관리를 시작했다. 수술을 하느냐 마느냐 하는 것은 차후의 문제였다. 어떤 경우든 내 몸이 견디고 이겨 낼 수 있도록 면역력을 강화하는 것. 그것이 더 중요하고 본질적인 문제였다.

앞서 언급한 프랜시스 박사에 의하면 면역력 약화(그의 표현에 의하면 세포의 기능장애)는 두 가지 원인 때문에 발생한다. 독소의 과다 유입과 세포의 영양 결핍이 그것이다. 그런 만큼 나는 일상치유를 통해 이를 개선하는 데 모든 역량을 집중했다.

먼저 독소의 유입을 막기 위해 몸에 해롭다고 알려진 식품은 일절 먹지 않았다. 육류를 비롯해 생선, 우유, 유제품, 밀가루, 계란, 커피, 기름, 설탕 등을 완전히 끊었다. 공장에서 만드는 가공식품은 쳐다보지도 않았다. 식물식이라 해도 설탕이나 기름을 많이 쓴 음식은 입에 대지 않았다. 특별한 경우에 한해 한 달에 한 번의 예외를 인정했을 뿐 외식도 하지 않았다.

공기도 조심했다. 코로나 때문이기도 했지만 밖에서는 늘 마스크를 썼고, 매연이나 탁한 공기가 있는 곳에는 가지 않았다. 미세먼지나 황사가 있는 날에는 아예 바깥출입을 하지 않았다.

동시에 몸에 필요한 영양분을 공급하기 위해 노력했다. 아침에는 과일과 채소를 먹었다. 점심과 저녁은 잡곡을 섞은 현미밥에 채소와 해조류 반찬을 먹었다. 특히 콩, 두부, 콩나물 등, 콩류를 많이 먹었다. 물도 가려 마셨다. 인근의 산에서 채취한 잔나비버섯에 대추를 넣고 끓여 차 삼아 마셨다. 밥을 지을 때도, 국을 끓일 때도 그 물을 사용했다. 아침저녁으로 공원이나 가까운 야산을 돌며 하루 만 보 이상 걷기를 실천했다. 걸을 때에는 의식적으로 복식호흡을 해 폐활량을 늘렸다.

마음을 관리하는 데에도 힘을 쏟았다. 새벽에 일어나면 5분 명상으로 하루를 시작했다. 이미지 트레이닝을 통해 전립선에서 암이 치유되는 상상을 했다. 세면을 할 때마다 댄스음악을 틀어 놓고 막춤을 추며 흥을 돋우었다. 어떤 상황에서도 긍정적인 생각과 긍정적인 말을 했다. 암을 치료하는 것이 아니라 심신을 재생시키는 것이라고 나 자신을 세뇌시켰다.

이러한 노력을 통해 독소의 유입을 막고 산소와 영양을 공급하는 데 최선을 다했다. 그 결과 내 몸은 조금씩 조금씩 면역력을 회복했다.

17

내 몸의 주치의는 나

우리 집 화장실의 변기 옆에는 종이컵이 놓여 있다. 아침에 일어나 소변을 볼 때면 나는 종이컵에 일정량씩 받아 상태를 살펴본다. 색이 진한지 옅은지, 빛깔이 맑은지 탁한지, 이물질은 없는지, 이상한 냄새가 나지는 않는지, 세심하게 체크한다. 일주일에 한두 번씩은 pH 측정기를 이용해 산도를 측정한다. 대변을 볼 때도 마찬가지다. 물을 내리기 전에 형태와 색깔을 살펴보고 고약한 냄새가 나지 않는지 확인을 한다.

평소와 다르게 보이거나 느낌이 좋지 않으면 전날 먹은 음식이나 활동내용을 차근차근 점검한다. 평소 먹지 않던 것을 먹었는지, 하지 않던 행동을 했는지, 스트레스를 받지는 않았는지, 하나하나 따져 보며 원인을 찾는다. 나는 그렇게 내 몸과 소통하는 것으로 하루를 시작한다.

관리를 시작하고 얼마 지나지 않아서였다. 대변을 보고 상태를 확인하던 나는 내 눈을 의심했다. 누런 대변 사이에서 붉은 피가 번져 나오는 것이었다.

'왜 갑자기 혈변이……?' 가슴이 뜨끔했다. 암 종양이 악화된 것 같은 불길한 예감이 들었다. 빨리 병원에 가야 할 것 같았다.

마음을 진정시키고 지난 며칠간의 몸 상태를 더듬어 보았다. 특이한 증상은 없었다. 나빠졌다는 느낌도 없었다. 전날 먹은 음식을 생각해 보았다. 평소와 다르게 먹은 것이 없는지 기억을 더듬었다.

그러자 비트가 생각났다. 평소에는 몇 가지 채소와 함께 샐러드로 먹는 게 전부였는데, 전날 무와 함께 생채를 만들어 먹은 것이었다.

어쩌면……, 퍼뜩 생각이 나서 휴대폰을 꺼내 '비트와 혈변'을 검색했다. 아니나 다를까, 궁금증이 풀렸다. '비트를 많이 먹으면 붉은 변이 나온다. 혈변이 아니고 비트의 색이니 걱정할 필요 없다'는 내용이 지식in에 Q&A로 정리되어 있었다. 그제야 붉은색이 피와는 조금 달랐다는 생각이 들었다. 안도의 한숨이 터져 나왔다.

외형과 달리 몸속의 세상은 눈에 보이지 않는다. 어디서 어떤 일이 벌어지고 있는지 알 수가 없다. 심장이 막혀도, 악성 종양이 생겨도 증상으로 나타나기 전까지는 알지 못한다.

하지만 관심을 갖고 세심히 관찰하면 어느 정도 예측이 가능하다.

몸은 밖으로 배출하는 물질을 통해 내부의 상태를 알려 주기 때문이다.

대표적인 것이 배설물이다. 하루에도 몇 번씩 배출하는 소변이나 대변에는 몸 안의 상태를 알 수 있는 정보와 신호가 담겨 있다. 색깔, 빛깔, 형태, 냄새 등을 보면 어느 정도 짐작이 가능하다. 땀이나 열, 피부의 상태 등도 마찬가지다.

하지만 대부분의 사람들은 이를 알지 못한다. 관심도 없고 지식도 없어 신호를 보내도 느끼지 못한다. 상태는 더욱 악화되고 몸은 더 크고 강한 신호를 보낸다. 염증이나 통증, 대사장애의 형태로 나타나는 몸속의 신호, 우리가 말하는 질병이 그것이다.

그러니 몸의 신호에 귀를 기울이고 몸과 소통해야 한다. 그것만으로도 대부분의 질병은 예방이 가능하다. 암도 마찬가지다. 세계적인 석학들의 연구가 그렇게 말하고 있고, 내 경험이 그것을 뒷받침하고 있다. 몸과의 소통, 치유는 거기에서 시작된다.

암 진단을 받기 전까지 나는 몸에 대해 몰랐다. 몸과의 소통 또한 불통이었다. 지금 와서 생각해 보면 몸은 오랫동안 수많은 신호를 보냈는데 나는 알아차리지 못했다. 암 발병은 그에 대한 대가였다.

뒤늦게 참회를 한 나는 관리를 시작하면서 몸과의 소통에 힘을 쏟았다. 몸에서 내보내는 배설물을 주의 깊게 살피며 몸속의 상태를 파악하기 위해 노력했다. 땀이나 열, 호흡, 오한, 피부발진 등 평소와 다른 현상이 나타나면 병원 치료에 앞서 그 원인을 꼼꼼히 따져 보았다. 수시로 몸 이곳저곳을 만지고 살펴보면서 이상 유무도 확인했다.

'일상치유'를 시작한 이후 달라진 것이 한두 가지가 아니다. 먹는 것, 움직이는 것, 생각하는 것이 다 달라졌다. 그중에서도 가장 중요한 변화가 무엇이냐 묻는다면 나는 주저 없이 말할 수 있다. 나 스스로 주치의가 되어 부단히 내 몸을 살피고 소통한 것. 바로 그것이라고.

제4장

음식치유

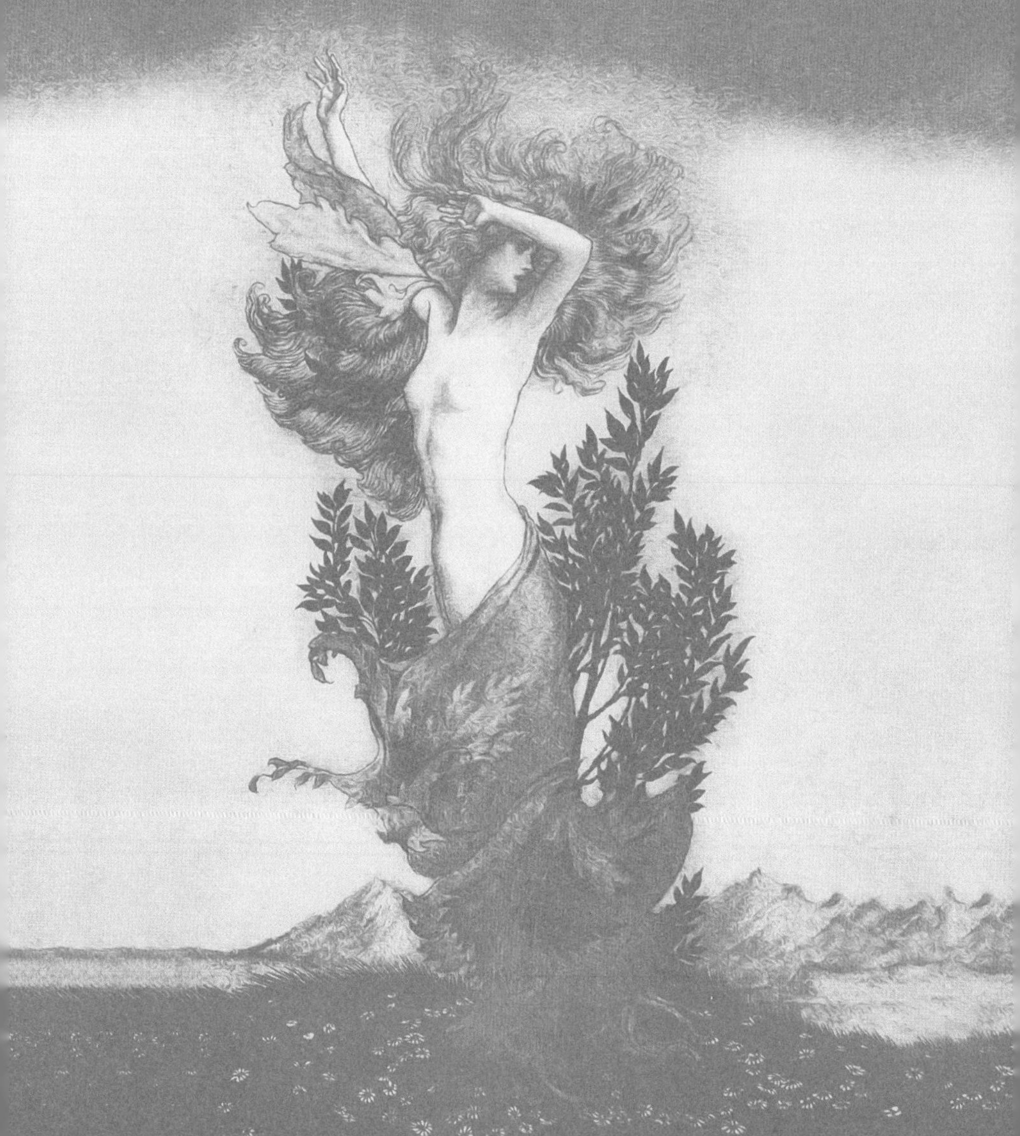

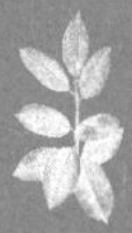

"이제부터 식물식을 하겠다!"
결심을 하고나서 나는 곧바로 실행에 옮겼다.
냉장고를 뒤져 삼겹살과 생선, 햄, 참치캔, 우유 등
동물성 식품은 눈에 띄는 대로 꺼내 쓰레기통에 버렸다.
식용유를 비롯한 각종 기름과 밀가루도 버렸다.
(……)
단순히 몇 가지 음식을 먹고 끊고 한 것이 아니었다.
식생활의 패러다임을 바꾼 것이었다.

18

식약동원食藥同源

"음식으로 고치지 못하는 병은 약으로도 고칠 수 없다. 음식이 약이 되게 하고, 약이 음식이 되게 하라."

의학의 아버지로 불리는 히포크라테스Hippocrates가 2천 년 전에 한 말이다. 비슷한 시기에 동양에서도 식약동원食藥同源이라 하여 음식과 약은 근원이 같다고 보았다.

이러한 인식은 2천 년이 지난 지금도 마찬가지다. '내가 먹은 것이 나를 만든다', '21세기의 획기적인 약은 음식이다', '환자에게 약물보다 훨씬 더 강력한 효과를 지니는 것이 음식이다' 등등의 표현이 다 같은 맥락이다.

동서양을 막론하고 세계적인 석학들이 질병의 치료에 있어 음식의 중요성을 강조한다. 음식이 곧 약이요, 약은 음식에서 비롯된다는 것을 동서고금의 지혜가 일깨워 주고 있다.

보건복지부 자료에 의하면 우리나라 국민 한 사람이 하루에 섭취하는 음식물의 총량은 평균 1,048g이다. 삼시세끼 챙겨 먹는 밥과 반찬, 수시로 먹고 마시는 간식과 차, 술과 안주…… 매일 1kg이 넘는 음식이 몸 안으로 들어온다. 이를 통해 우리 몸은 생명활동에 필요한 에너지와 영양소를 얻는다.

문제는 음식물을 통해 영양소만 들어오는 것이 아니라는 사실이다. 생명활동을 방해하는 독소가 함께 들어온다. 근래에는 영양은 없고 독소만 가득한 음식도 많다. 그런 만큼 몸에 해로운 음식을 피하고 이로운 음식을 취하는 것, 이것이 건강관리의 기본이다.

현실은 이와 많이 다르다. 오늘날 많은 사람들은 이를 망각하거나 무시한다. '몸에 이롭냐 해롭냐'가 아니라 눈과 입으로 음식을 평가하고 선택한다. 에너지와 영양소는 생각지 않고 겉모양과 맛으로 모든 걸 결정한다.

시중에는 그런 음식들이 즐비하다. 사람들의 시선을 끌고 입맛을 자극하기 위해 온갖 종류의 화학물질로 가공된 식품들이 매대를 꽉꽉 채우고 있다. 거리에는 치킨, 피자, 햄버거, 탄산음료 등 영양은 없고 칼로리만 높은 정크푸드Junkfood가 널려 있다. TV를 켜면 화려하고 자극적인 먹방이 경쟁적으로 쏟아져 나온다.

그러니 사람들이 어찌 견디겠는가? 너나없이 그런 음식을 찾게 되고 그럴수록 그런 음식이 더욱 성행하는 악순환이 반복된다. 그 결과 몸이 필요로 하는 영양은 턱없이 부족해 결핍현상이 나타나고, 유해한 독소는 과다 유입되어 몸 곳곳에 축적된다. 그것이 비만을 부르고 나아가 온갖 종류의 질병으로 이어진다.

암 진단을 받기 전까지 나 또한 그렇게 살았다. 몸에 좋은지 나쁜지는 생각지도 않고 마음 내키는 대로 먹고 마셨다. 입맛을 다셔 가며 달고 맵고 짠 음식을 즐겼다. 건강에 좋지 않다는 얘기를 들어도 한 귀로 듣고 한 귀로 흘렸다. 나와는 상관이 없는 남의 일로만 여겼다.

암 진단을 받고 나서야 뼈저리게 후회했다. 조금만 신경을 썼더라면……, 조금만 가려서 먹었더라면……, 때늦은 후회가 밀물처럼 밀려왔다.

암 진단을 받자마자 나는 직감적으로 느꼈다. 잘못된 식습관 때문에 생긴 것이라고. 그동안 내가 얼마나 무절제하게 음식을 먹어 왔는지 스스로 잘 알기 때문이었다. 따져 보면 다른 원인도 있겠지만 음식이 가장 큰 원인임을 나는 믿어 의심치 않았다.

원인을 알았으니 치료법 또한 분명했다. 음식부터 바꾸는 것이었다. 눈맛, 입맛으로 먹던 지금까지의 식습관을 버리고 몸에 좋고 몸이 필요로 하는 음식을 먹는 것이었다. 식생활의 패러다임을 바꾸는 것이었다.

그것은 병원에 가서 의사의 처방을 받아야 하는 것이 아니었다. 전문적인 지식이나 기술이 필요한 것도 아니었다. 누구나 쉽게 할 수 있고 부작용도 없는 것이었다. 아는 한도 내에서 실천하고, 배우면서 보완하면 될 일이었다.

나는 암 진단을 받은 다음 날부터 음식관리를 시작했다. 그동안 즐겨 먹던 가공식품과 정크푸드를 완전히 끊고 과일과 채소, 현미와 잡곡으로 바꿨다. 동시에 음식에 대한 공부를 시작했다. 전문서적과 인터넷, 유튜브 등을 통해 식습관 전반에 관해 폭넓게 공부했고, 공부한 것을 실천하면서 몸의 변화를 살피고 관찰했다. 그렇게 축적된 지식과 경험을 체계적으로 정리했다. 그것이 지금부터 소개할 〈일상치유비법〉이다.

19
식생활의 패러다임을 바꾸다

2008년 4월, 광우병 파동이 온 나라를 뒤흔들었다. 광우병 우려가 있는 미국산 소고기 수입을 반대한다며 수백만 명의 국민들이 촛불을 들고 거리로 나왔다. 중고등학생에서 가정주부까지 동참했고, 결국 정부는 광우병 우려가 있는 소고기는 수입하지 않겠다고 발표했다.

광우병은 소가 갑자기 날뛰다 주저앉아 일어나지 못하는, 말 그대로 '소가 미치는 질병'으로 1986년 영국에서 시작되었다. 그 후 유럽과 미국으로 번지며 세계를 공포에 몰아넣었다. 광우병에 걸린 소의 고기를 먹으면 사람도 걸릴 수 있다고 해서 국내에도 공포가 확산되었다.

오랜 연구 끝에 과학자들이 원인을 밝혀냈다. 양의 뼈를 갈아 만든

동물성 사료를 먹인 것이 원인이었다. 좀 더 빨리 키우기 위해, 살을 더 찌우기 위해 동물의 뼈로 사료를 만들어 공급했는데 그것을 먹고 소가 미쳐 날뛴 것이었다.

동물은 오랜 진화과정을 거쳐 섭취하는 음식에 맞게 몸의 구조와 생리가 형성되고 작동된다. 초식동물인 소는 몸의 구조와 기능이 초식에 맞게 만들어져 있다. 그런 소에게 육식사료를 주니 몸속에서 이상반응이 일어나 광우병으로 표출된 것이었다. 그 후 세계적으로 동물성 사료의 공급이 금지되었고, 그 결과 광우병은 지구상에서 사라졌다.

진화학자들에 의하면 인간은 수백만 년 동안 과일과 열매, 채소를 먹고 살았다. 그로 인해 인간의 신체구조와 기능 또한 과일과 채소에 적합하게 발달했다.

세계적인 영양학자 더글라스 그라함Douglas Graham 박사는 〈산 음식, 죽은 음식〉에서 인간의 신체구조가 육식동물과 달리 채식에 적합하게 진화했다는 것을 서른 가지 차이점을 들어 구체적으로 설명했다. 치아의 구조, 엄지손가락, 대장의 형태와 길이, 소화효소…… 등등이 과일과 채소를 먹기에 적합하게 진화했다는 것이다. 그래서 인간은 과일과 채소를 먹을 때 소화가 잘되고 몸도 편안함을 느낀다고 한다.

하지만 예전과 달리 오늘날의 사람들은 육식을 주로 한다. 육류와 육가공품, 우유와 유제품, 계란 등 온갖 종류의 동물성 식품을 끊임없이 섭취한다. 하루라도, 아니 한 끼라도 동물성 식품을 먹지 않는 경우가 드물다. 채식동물에 가까운 사람이 육식동물의 식생활을 영위하는 것이다.

그러니 어찌 탈이 나지 않을 수 있겠는가? 광우병에서 보듯 병이 생길 수밖에 없다. 오늘날 의학이 눈부시게 발전했지만 원인조차 모르는 질병은 점점 더 많아진다고 한다. 전문가가 아니라 장담은 할 수 없지만 그중 많은 부분이 이런 식생활과 관련되지 않았나 싶다.

"이제부터 자연식물식을 하겠다!"

음식관리를 시작하면서 나는 그렇게 선언했다. 동물성 식품을 끊고 과일과 채소, 곡류 중심의 식생활로 전환하겠다고 다짐했다. 내 몸속의 암 또한 동물성 식품 위주의 식생활이 원인인 만큼 치유를 위해서는 전면적인 변화가 필요하다는 판단이었다.

결심을 하고 나서 나는 곧바로 실행에 옮겼다. 냉장고를 뒤져 삼겹살과 생선, 햄, 참치캔, 우유 등 동물성 식품은 눈에 띄는 대로 꺼내 쓰레기통에 버렸다. 식용유를 비롯해 각종 기름과 밀가루도 버렸다. 마트를 가도 그쪽에는 얼씬도 하지 않았다. 그렇게 좋아하던 치킨도 보쌈도 족발도 다 끊었다. 업무상 꼭 필요한 경우를 제외하고 외식도 하지 않았다. 구내식당에서 먹던 점심도 집에 와서 직접 해 먹는 것으로 바꿨다. 단순히 몇 가지 음식을 먹고 끊고 한 것이 아니었다. 평생을 이어 오던 식습관 자체를 완전히 바꾼 것이었다. 식생활의 패러다임을 바꾼 것이었다.

20

경계대상 1호, 지방

숯불에 구워 먹는 삼겹살. 우리나라 사람들이 가장 좋아하는 음식이다. 탁 트인 야외에서 멋진 풍경을 바라보며 지글지글 익은 삼겹살을 상추에 싸 입에 넣고 소주 한 잔 곁들이는 것. 누구나 꿈꾸는 로망이 아닐까 싶다.

나도 그 로망을 좇았다. 고향으로 내려온 뒤로는 주례행사처럼 즐겼다. 시골생활의 낙이 바로 이런 게 아니냐? 주말마다 숯불을 피우고 삼겹살을 구웠다.

문제는 그다음이었다. 그렇게 먹고 마신 것을 설거지할 때면 평소보다 몇 배나 힘이 들었다. 덕지덕지 눌러붙은 기름 때문이었다. 고기를 구울 때 나온 포화지방이 팬과 그릇에 눌러붙어 미끈거리기만 할 뿐 잘 닦이지 않았다. 뜨거운 물에 세제를 풀어 몇 번이고 문질러야 겨우 닦였다.

문제는 또 있었다. 힘들게 닦아 낸 기름 찌꺼기가 수챗구멍에 들러붙는 것이었다. 거기에 오물이 달라붙고, 그 때문에 구멍이 막혀 배수가 안 되는 경우도 있었다. 먹을 때는 미처 생각하지 못한 불편이 엉뚱한 곳에서 야기되는 것이었다. 로망의 어두운 이면이었다.

공부를 하면서 알게 되었다. 고기를 먹으면 고기의 지방이 몸속에서도 같은 작용을 한다는 것을. 수챗구멍에 들러붙어 배수를 방해하듯 혈관벽에 달라붙어 혈류를 방해한다는 사실을.

그러자 온몸에 소름이 돋았다. 그동안 내가 로망으로 즐기던 삼겹살, 구수하고 감치는 맛의 그 삼겹살 구이가 내 몸을 망친 독이었다는 사실에 나는 경악을 금치 못했다.

전문가들의 설명을 찾아보니 더 정확히 이해가 되었다. 콜드웰 에셀스틴Caldwell B. Esselstyn 박사의 〈지방이 범인〉에 따르면 우리가 먹는 기름, 특히 동물성 기름은 혈관을 통해 이동하는 과정에서 그 특유의 점성으로 인해 혈관벽에 달라붙는다. 섭취량이 적당하고 섬유질을 함께 먹으면 씻겨 나가지만 그러지 않으면 축적이 되고 굳어진다. 그것을 '플라크'Plaque라고 한다. 플라크가 커지고 많아지면 혈류에 지장이 초래되고, 그로 인해 혈압이 높아지는 등 각종 질환이 발생한다.

고혈당도 그런 질환 중 하나다. 혈액으로 유입된 당분은 세포로 전달되어야 한다. 그래야 그 당을 원료로 세포가 정상적인 활동을 할 수 있다. 하지만 혈액 속에 지방이 너무 많으면 당분이 혈액에서 빠져나가지 못한다. 소화된 당분은 계속 혈액으로 들어가는데 빠져나가지는 못하니 혈당이 증가할 수밖에 없다.

과다한 지방은 세포에도 악영향을 미친다. 세포막은 대부분 지방으로 되어 있다. 하지만 세포막과 맞지 않는 지방이나 과다한 지방은 세포막에 들러붙어 산소와 영양소가 세포 안으로 들어가는 것을 방해하고, 대사 폐기물이 세포 밖으로 배출되는 것도 방해한다. 그 결과 세포가 기능장애를 일으켜 온갖 종류의 질병이 발생한다. 에셀스틴 박사가 〈지방이 범인〉이라는 자극적인 제목의 책까지 발간해 지방의 위험을 경고한 이유가 바로 여기에 있다.

내 몸에 생긴 암 또한 결국은 지방 때문이다. 암뿐이 아니다. 고혈압, 고콜레스테롤, 고지혈증 등 종합검진에서 지적된 각종 증상도 지방이 원인이다. 관리를 시작한 뒤 나타난 변화를 감안하면 탈모와 시력 감퇴, 각질, 무좀 등 노화현상으로 여겼던 각종 질환도 과다한 지방 때문에 생긴 것이다. 지방이 얼마나 무서운 것인지 실감이 되었다.

그렇다고 무조건 끊을 수는 없었다. 지방은 또한 탄수화물 단백질과 더불어 우리 몸에 반드시 필요한 3대 영양소다. 세포막의 재료가 되고 생명활동에 필요한 에너지원이 된다. 지방이 없으면 몸도 생존

할 수 없다. 적정량의 지방은 반드시 공급되어야 한다.

이러한 점을 감안해 나는 지방을 경계대상 1호로 삼았다. 가장 신경을 써서 관리하겠다는 의지의 표명이었다. 구체적으로 동물성 지방은 식단에서 완전히 배제했다. 기름 자체는 물론 기름으로 만든 어떠한 음식도 먹지 않았다. 특히 치킨을 비롯해 기름에 굽거나 튀긴 음식은 쳐다보지도 않았다.

식물성 기름도 원칙적으로 배제하고 과일과 채소, 견과류로 대신했다. 식물에도 지방이 함유되어 있고 견과류에는 특히 많은 양이 들어 있다. 그래서 견과류도 양을 제한했다. 하루에 20g 소포장 한 봉만 먹었다. 몸이 필요로 하는 지방은 그것으로 충분하다고, 넘치면 오히려 부정적으로 작용한다고 판단했다. 어쩌다 올리브유나 들기름을 사용한 야채전이라도 먹게 되면 견과류는 먹지 않았다. '지방이 과다하지 않을까?' 하는 우려 때문이었다. 샐러드드레싱에도 기름은 아예 사용하지 않았다.

그렇게 나는 철저히 관리했다. 조금의 빈틈도 허용하지 않았다. 암을 극복하고 내 몸을 되살리기 위한 음식관리, 그 시작이 지방에 대한 관리였다.

21

달콤함의 유혹을 떨쳐내다

한국에서 생활한 외국인이 본국으로 돌아갈 때 가장 많이 사 가는 한국 상품이 믹스커피라는 방송을 본 적이 있다. 간편하고 맛도 좋아 선물용으로 제격이라는 것이었다.

'그렇구나, 사람 입맛이 다 거기서 거기구나', 고개를 끄덕이며 중얼대던 기억이 난다. 나 또한 '다방커피'라 부르며 하루에도 몇 잔씩 마시던 마니아였기 때문이다.

식사를 하고 나서 입이 텁텁할 때, 누군가와 대화를 하며 입이 마를 때, 바쁘게 일하느라 몸이 뻐근할 때, 오후의 나른함이 밀려올 때, 한 잔씩 타서 마시면 몸이 풀리고 기운이 나는 것 같아 하루에도 몇 잔씩 마셨다. 달짝지근하고 구수한 맛이 혀끝에 남아 집에 있을 때에도 습관처럼 찾아 마셨다.

설탕이 많이 들어가 몸에 해롭다는 얘기는 들었다. 하지만 신경 쓰지 않았다. '지금까지 그렇게 마셔도 아무 일 없는데 무슨 일이 있겠는가' 하며 나와는 상관없는 일로 여겼다.

암 진단을 받고 나서야 알았다. 그것이 에스키모의 늑대처럼 내가 내 몸을 갉아먹은 자해행위였다는 사실을.

에스키모에서의 늑대 사냥은 우리가 생각하는 일반적인 방법과 다르다. 총을 들고 쫓는 것이 아니다. 날카로운 칼에 짐승의 피를 겹겹이 묻혀 얼린 다음 늑대가 다니는 곳에 묻어 둔다. 그것이 전부다. 나머지는 늑대가 스스로 한다. 피 냄새를 맡고 다가온 늑대는 얼어 있는 피를 혀로 핥아 먹는다. 먹다 보면 날카로운 칼날이 나타나는데 늑대의 혀는 차가운 얼음에 마비되어 감각이 없다. 칼에 베여 피가 흘러나와도 그것이 자신의 피라는 것을 모르고 더 열심히 핥아 먹는다. 그러다가 결국 쓰러져 죽게 된다.

믹스커피는 커피 10%에 설탕과 프림이 각각 45%라고 한다. 달짝지근한 설탕과 프림의 맛에 취해 몸이 망가지는 줄도 모르고 마셔 댔던 내 모습이 에스키모의 늑대와 겹쳐졌다.

설탕이 몸에 나쁘다는 것은 이제 누구나 아는 상식이다. 몸속에 유입되면 세포와 조직을 산성화시켜 신진대사를 방해하고 암 생성을 촉진시킨다. 암뿐이 아니다. 감기, 우울증, 골다공증, 알츠하이머병 등, 거의 모든 질병의 직접적인 원인이 된다.

암에는 특히나 치명적이다. 암세포는 열악한 환경에서 생존하기 위해 당분을 발효시켜 먹이로 삼는다. 설탕이 암세포의 음식이자 연료가 되는 것이다. 지방이 암의 발생 원인이라면 설탕은 성장동력이라 할 수 있다.

〈다이어트 불변의 법칙〉을 쓴 하비 다이아몬드Harvey Diamond 박사는 가공되고 정제된 설탕을 '생명을 앗아가는 치명적인 맹독'이라 부른다. 노벨상을 두 번이나 수상한 화학자 라이너스 폴링Linus Pauling 박사도 '설탕은 식단에서 가장 위험한 식품'이라고 단정한다.

그런 설탕을 우리는 너무 많이 먹고 있다. 음식이든 식품이든 음료든 설탕이 없는 것을 찾기가 어려울 정도다. 입에 넣으면 사르르 녹아 흐르는 달콤한 맛에 중독되어 몸에 해로운 것을 알면서도 먹는다. 2019년의 설탕 소비량이 70년대에 비해 20배 넘게 증가했다니 놀라지 않을 수 없다.

그와 비례해 증가한 것이 비만인구와 각종 질병이다. 70년대만 해도 비만인은 찾아보기 힘들었는데 지금은 주변에서도 쉽게 볼 수 있다. 국민건강보험공단에 따르면 2016년 기준으로 인구 100명당 36명이 비만이라고 한다. 통계를 찾지 못해 정확한 수치는 모르지만 각종 질병 또한 큰 폭으로 증가한 것은 누구도 부인할 수 없다. 그 주범이 설탕이라는 것 또한 의심의 여지가 없다.

지방이 그렇듯 당분도 우리 몸에 절대적으로 필요한 필수영양소다. 세포의 생명활동이 탄수화물을 구성하는 당을 원료로 하여 이루어지기 때문이다.

하지만 지방이 다 같은 지방이 아니듯 당분도 다 같은 당분이 아니다. 과일이나 채소에 함유된 천연당은 섬유소와 비타민, 미네랄 등 수많은 영양소와 함께 들어 있다. 섬유소는 당분의 빠른 흡수를 막아주고 각종 미네랄은 당분이 유익하게 작용하도록 도와준다. 서로 보완하고 협력하는 것이다. 그렇기 때문에 많이 먹어도 해가 되지 않는다. 〈산 음식, 죽은 음식〉의 저자 더글라스 그라함 박사는 '과일과 채소는 아무리 많이 먹어도 아무 문제가 되지 않는다'며 꾸준한 섭취를 강조한다.

반면 설탕은 당분만 추출해 정제한 것이다. 다른 영양소는 다 제거했기 때문에 상호 보완이나 협력작용을 기대할 수 없다. 빠르게 혈당을 높이는 등 앞에서 언급한 부정적인 효과만 나타난다. 액상과당, 사카린, 아스파탐, 스크랄로스 등, 대체품으로 확산된 인공감미료도 마찬가지다.

그래서 나는 음식에서 설탕을 배제했다. 하루 몇 잔씩 마시던 믹스커피는 물론 설탕이 가미된 가공식품도 완전히 끊었다. 반찬 조리에도 일절 사용하지 않는다. 필요한 당분은 오로지 과일과 채소, 현미와 잡곡을 통해 섭취한다.

금단현상이 나타나는 등 많은 어려움이 따랐다. 하지만 내게는 '이겨내지 못하면 암에게 지고 만다'는 절박함이 있었다. 그 절박함의 힘으로 설탕의 집요한 유혹을 이겨 냈다.

22

굿바이 라면! 굿바이 밀가루!

모락모락 김을 내며 끓고 있는 라면 위에 파를 송송 썰어 넣는다. 계란 하나 탁 두드려 깨서 그 위에 얹고 젓가락으로 휘휘 저어 푼다. 김을 따라 올라오는 정겨운 내음. 그릇에 담기가 무섭게 한 젓가락 집어 입에 넣는다. 그릇째 들고 국물도 한 모금 마신다. 쫄깃쫄깃한 면발에 얼큰하고 칼칼한 국물, 진수성찬이 부럽지 않다.

고등학생 때부터 라면을 정말 많이 먹었다. 맛이 좋은 데다 조리가 간편하고 값이 저렴해 자취생활을 하던 내게는 최고의 식품이었다. 밥하기가 귀찮거나 시간이 없을 때는 식사 대용으로 먹었고, 배가 출출한 오후나 야간에는 간식이나 야식으로 즐겼다. 쌀은 떨어져도 라면은 떨어지면 안 된다며 박스째 사다 놓고 먹었다.

결혼을 한 뒤에도 라면에 대한 사랑은 식지 않았다. 오랫동안 길들여진 입맛은 수시로 라면을 찾았고, 술을 마신 뒤에는 해장으로 즐겼다. 새로운 제품이 나올 때마다 맛을 비교해 가며 먹었다.

생각해 보니 라면만이 아니다. 라면이 제일이긴 했지만 밀가루 음식을 다 좋아했다. 짜장면, 짬뽕, 우동, 국수, 수제비, 전……. 쫄깃하면서도 담백한 밀가루의 맛을 다양하게 즐겼다. 거기에 간식으로 애용한 각종 빵까지…… 쌀보다 더 먹으면 더 먹었지 덜 먹지는 않았다.

라면이 몸에 해롭다는 얘기는 수도 없이 들었다. 기름에 튀긴 면발이며 각종 화학물질을 첨가한 스프가 몸에 좋을 리 없다는 것은 나 또한 인정했다. 밀가루도 마찬가지였다. 정제된 밀가루가 혈당을 올린다, 수입 밀은 방부제 투성이다, 등등의 얘기를 수시로 들었다. 하지만 그뿐이었다. 피부에 와닿지 않았고, 나와는 상관없는 일로 치부했다. 어떤 거리낌도 느끼지 못했다.

그래서였을까? 암이라는 진단을 받았을 때 반사적으로 떠오른 것이 내가 먹은 음식, 그중에서도 라면이었다. 몸에 해롭다는 것을 알면서도 그렇게 기를 쓰고 먹었으니…… 때늦은 후회가 봇물 터지듯 밀려왔지만 엎질러진 물이었다.

전문가들에 의하면 밀가루, 특히 정제된 흰 밀가루는 우리 몸에서 설탕과 유사한 작용을 한다. 설탕처럼 손쉽게 당으로 전환되어 혈중 인슐린 수치를 높인다. 몸을 산성화하고 pH 수치를 낮춰 산증을 유발한다.

밀가루에 함유된 글루텐이라는 물질은 알레르기를 유발하기 쉽다. 그 결과 면역체계를 손상시키고 각종 영양소를 파괴한다. 비타민과 미네랄의 대사작용 및 호르몬의 균형도 방해한다.

또 다른 함유물질인 렉틴은 소량으로도 몸 전체에 악영향을 끼친다. 면역에 필수적인 흉선에 손상을 입히고 혈액 속의 면역세포를 훼손한다. 렉틴에 반응해 생성된 항체는 다른 단백질과 교차반응을 일으켜 하시모토병 등 자가면역질환을 유발한다. 또 면역기능을 억제하고 염증을 일으켜 암의 발병과 진행을 돕는다.

우리 한국인에게는 특히 더 좋지 않다. 우리가 먹는 밀가루는 대부분 수입에 의존하고, 그 과정에서 방부제 등 각종 화학처리가 수반된다. 독소는 더해지고 그나마 남아 있던 영양소는 다 파괴된다. 설상가상이 아닐 수 없다.

음식치유를 시작하면서 나는 라면은 물론 모든 밀가루 음식과 완전히 결별했다. 주방을 뒤져 나오는 대로 다 쓰레기봉투에 버렸고, 다시는 입에 대지 않았다.

밥보다 더 즐기던 것이라 후유증이 만만치 않았다. 내 몸에 암을 만든 철천지원수(?)라 생각하고 이를 악물고 참았다. 머리는 제어가 가능했지만 입은 달랐다. 오랫동안 즐기던 그 맛을 잊지 못해 수시로 군침을 흘리고 입맛을 다셨다.

떠난 애인을 잊기 위해서는 새로운 애인이 필요하다. 나는 밀가루 음식에 대한 미련을 떨쳐 내기 위해 대용품을 찾았다. 두부로 만든 두부면과 현미국수가 그것이었다. 라면이 생각나면 두부면을 라면처럼 끓였고, 국수가 먹고 싶을 때는 현미국수를 삶았다. 전이나 수제비는 미숫가루나 귀리가루를 이용했다. 스프나 고명 또한 과채로 직접 만들어 사용했다.

재료가 다르니 예전의 라면맛 국수맛과는 차이가 날 수밖에 없었다. 그래도 갈증을 달래고 추억을 매만지는 데는 도움이 되었다. 나는 그렇게 새로운 친구(?)와 연애를 시작했고, 옛 애인에게는 영원한 작별을 고했다.

굿바이 라면! 굿바이 밀가루!

23

소의 젖이 내 몸에 이로울까?

'우유는 독이 들어 있는 스프다. 오늘날 세상에 존재하는 대다수 질병의 원인이 유제품이다…….' 오랜 연구를 통해 밝혀낸 결과라며 많은 학자들이 우유의 유해성을 이야기한다. 절대 먹어서는 안 된다는 것이다.

그런가 하면 정반대의 주장을 펼치는 학자들도 많다. '우유는 지방과 칼슘, 탄수화물, 단백질을 비롯해 114가지 영양소를 두루 갖춘 완전식품이다. 젊었을 때부터 매일 한 컵 이상 마시면 유방암 예방에 도움이 된다…….'

같은 우유를 두고 하는 말인데 달라도 너무 다르다. 완전히 상반되는 내용이라 양쪽의 입장을 절충해 받아들일 수도 없다. 일반인도 아니고 내로라하는 전문가들 이야기니 그러려니 하고 무시할 수도 없다. 애용하든지 끊든지 양자택일을 해야 하는데 도무지 판단이 되지 않는다. 책을 봐도 그렇고 유튜브 강연을 들어도 마찬가지다. 카제인Casein이 어떻고, 칼슘이 어떻고, 전문용어를 동원해 열변을 토하니 잘 몰라도 고개를 끄덕일 수밖에 없다. 하지만 그럴수록 가슴은 답답해지고 마음은 난감해진다. 먹어야 할지? 말아야 할지?…….

진화론에 따르면 모든 생명은 번식과 유전을 특성으로 한다. 선대로부터 유전인자를 물려받아 종족의 특성을 유지하고 그것을 다시 후대에 전해 준다. 고양이가 고양이인 것은, 민들레가 민들레인 것은 그런 유전적 요인에 기인한다. 사람 또한 마찬가지다. 선대로부터 오랫동안 이어져 온 유전물질을 그대로 물려받기 때문에 종족을 지키고 혈통을 유지하게 된다.

그 통로가 탯줄이다. 태아가 잉태되면 모체의 영양과 유전인자가 탯줄을 통해 태아에게 전해진다.

태아가 출생을 하면 통로가 모유로 바뀐다. 출생 후 일정기간 아이는 모유를 통해 영양과 유전인자를 공급받으며 독립된 인격체로 성장한다. 면역학의 권위자인 제나 마치오키Jenna Macciochi는 그의 저서 〈면역의 힘〉에서 '신생아의 미생물총에 영향을 미치는 가장 큰 경로는 모유'라면서 '모유에는 어머니의 질과 장에서 온 미생물까지 함유되어 있으며, 이 미생물이 이후의 미생물에 영향을 미치고 심지어 성인기 때도 감지할 수 있는 족적을 남긴다'고 했다.

소의 경우도 마찬가지일 것이다. 소는 우유를 통해 소의 영양과 유전물질을 송아지에게 전해 주고, 송아지는 우유를 받아 마시며 소로서의 특성과 정체성을 갖게 된다. 그런 우유를 사람이 먹으면 어떻게 될까? 소가 송아지에게 전해 주는 소의 영양과 유전물질이 사람에게는 어떤 영향을 미칠까……?

야생동물 중 다른 동물의 젖을 먹는 동물은 없다고 한다. 오직 사람만이 소의 젖, 양의 젖을 상용하는데 그게 과연 사람의 몸에 이로울까?

유아나 소아에게 나타나는 알레르기 반응 중 가장 흔한 것이 우유 알레르기라고 한다. 알레르기는 우리 몸이 특정 대상을 유해한 것으로 판단해 나타내는 과민반응이다. 그러니 태아의 몸이 우유를 거부한다는 것을 알려준다. 이는 채식동물인 소에게 육식사료를 먹였을 때 나타난 광우병과 같은 이치가 아닌가 싶다.

인도의 간디는 '어쩌다가 우유를 먹게 되면 명상이 잘 안된다'는 말을 했다고 한다. 이 또한 같은 원리에서 이해가 된다. 우유는 소와 송아지에게 적합한 소의 음식이지 사람의 몸에 적합한 사람의 음식은 아닌 것이다.

그러한 생각에서 나는 우유와 유제품 또한 금지식품으로 판단해 식단에서 완전히 배제했다. 우유는 물론 우유가 들어간 어떠한 가공식품도 먹지 않았다. 조리할 때 재료나 양념으로도 쓰지 않았다.

대신 꼭 필요한 곳에는 두유를 활용했다. 두유 또한 공장에서 생산되는 것이라 불안요소가 없지는 않지만 우유에는 비할 바가 아니다. 그래도 재료의 성분과 영양분석을 일일이 확인했고, 최소한도로 사용했다. 그렇게 나는 우유와도 영원히 작별했다.

24

쓰레기 음식, 정크푸드

햄버거, 치킨, 라면, 피자, 감자튀김, 햄, 소시지…….

간편한 즉석요리라 해서 패스트푸드라 불리던 이런 음식들이 언제부턴가 '정크푸드'라는 이름으로 불리고 있다. 매장에서 판매하는 즉석식품 또한 포함된다. 언제 어떻게 시작되었는지는 모르지만 언론이나 SNS를 통해 어렵지 않게 접했다. 막연히 부정적인 말이라는 느낌은 들었지만 정확한 뜻은 알지 못했다. 이럴 때 찾게 되는 것이 인터넷 검색이다. 나무위키에서 정확한 뜻을 찾아보았다.

정크푸드Junk Food는 직역하자면 쓰레기 음식이라는 뜻이다. 정크Junk는 영어로 쓰레기를 뜻하는 말 중 하나이며 문자 그대로 쓰레기 같은 음식이다. 즉 비주얼과 맛은 그럴듯하지만 든 건 없는, 열량은 높지만 영양가는 낮은 패스트푸드·인스턴트 식품의 총칭이다. 높은 열량으로 단기적으로 많은 에너지는 주지만, 영양가가 낮기 때문에 장기적으로 몸이 망가지며 고혈압, 심장병 등으로 사망에까지 이를 수 있기에 섭취 시 주의가 필요하다. 먹어 봐야 포만감은 하나도 없고 살만 찌는 이래저래 실속이 없는 음식이다.

읽어 보고 두 번 놀랐다. 많은 사람들이 애용하는 대중식품을 대놓고 쓰레기 음식이라고 부르는 대범함에 놀랐고, 쓰레기 음식이라고 하면서도 즐겨 먹는 사람들의 이중적인 태도에 또 한 번 놀랐다. 그리고 나 또한 오랫동안 그런 사람이었다는 사실에 놀라움보다 자괴감이 더 크게 느껴졌다.

정크푸드가 말 그대로 '쓰레기 음식'이라는 것은, 음식에 대해 연구한 전문가라면 누구나 입을 모아 강조한다.

〈암의 스위치를 꺼라〉의 저자 레이먼드 프랜시스는 마트를 '질병을 파는 가게'라고 부르며 '카트 안에 암을 포함해 상상할 수 있는 모든 질병을 담고 소중한 돈을 지불하는 사람들을 보고 있자면 우울해진다'고 썼다. 로리 프리드먼Rory Freedman과 킴 바누인Kim Barnouin은 공동집필한 〈스키니 비치〉에서 이들 식품을 '화학 쓰레기의 대공습'이라고 표현했다.

전문가들의 언급까지 거론하지 않아도 정크푸드가 몸에 해롭다는 것은 누구나 알고 있다. 간편하게 먹기 위해, 부족한 맛을 보완하기 위해, 유통기한을 늘리기 위해, 그리고 소비자의 시선을 끌기 위해 사용하는 각종 방부제, 인공색소, 향료, 화학조미료, 인공첨가물 등이 몸을 해치는 독소로 작용한다는 것은 이제 상식에 가깝다. 특히 정크푸드는 앞에서 언급한 동물성 지방과 설탕을 주원료로 사용한다. 피해의 심각성이 배가될 수밖에 없다. 그런데도 정크푸드의 소비는 나날이 증가하고 있다. 바쁘다는 이유로, 편리하다는 이유로 많은 사람들이 몸에 나쁘다는 것을 알면서도 찾는다.

나 또한 그런 사람이었다. 어려서부터 라면을 박스로 쌓아 놓고 먹었고, 통조림과 캔음식을 반찬으로 즐겼다. 그러다가 결국 암 발병이라는 날벼락을 맞은 것이었다.

음식치유를 시작한 이후 나는 정크푸드와 연을 끊었다. 치킨, 라면, 햄버거 같은 음식은 쳐다보지도 않았다. 마트를 가도 가공식품 코너는 얼씬도 하지 않았다. 일반식품의 경우에도 성분과 영양표시를 반드시 확인했다. 천연식품이다, 무설탕이다, 하는 것도 믿지 않았다. 성분표시 등을 내 눈으로 직접 확인하고 나서야 먹든지 말든지 했다. 그렇게 나는 쓰레기 음식과 영원히 작별했다.

25

아침은 과일과 채소로

사과 하나, 토마토 하나, 그리고 제철 과일 한두 개에 대여섯 가지 채소를 섞어 만든 샐러드 한 대접. 매일 아침 먹는 나의 아침식사 메뉴다.

사과는 '하루 한 개씩 먹으면 의사가 필요 없다'는 격언이 있을 정도로 우리 몸에 필요한 영양을 골고루 함유하고 있다. 치매와 당뇨병의 예방에서 다이어트와 피부 미용까지 효능 또한 다양해 최고의 과일로 꼽힌다. 과일 가운데는 드물게 일 년 내내 유통이 된다.

토마토는 세계 10대 푸드로 꼽히는 건강식품이다. 토마토에 많은 라이코펜Lycopene 성분은 전립선암에 특히 좋은 것으로 알려져 있다. 가열하면 흡수율이 좋아진다고 해 불에 익혀 먹는다. 그 외 참외, 딸기, 복숭아, 단감 등 그때그때의 제철 과일 중에서 한두 개씩 선택한다.

샐러드는 양배추와 양상추, 양파, 당근, 비트에 셀러리, 시금치, 부추 같은 엽채류를 더해 만든다. 초기에는 매일 만들었는데 너무 힘들고 시간도 많이 걸렸다. 요즘에는 일주일 치를 한 번에 만들어 냉장고에 보관해 두고 먹는다.

샐러드에는 견과류를 섞는다. 아몬드, 호두, 건포도, 검은콩 등이 혼합된 20g 소포장 한 봉이다. 드레싱으로는 잡곡을 갈아 만든 선식을 이용한다. 한 숟가락 넣고 섞으면 구수해서 먹기에 좋다. 때에 따라 당근과 비트, 브로콜리 등으로 채소 수프를 만들어 사용하기도 한다.

기름은 일절 쓰지 않는다. 몸에 좋다는 식물성 지방도 마찬가지다. 과일과 채소에도 지방이 들어 있고, 견과류에는 꽤 많은 양이 함유되어 있다. 몸에 필요한 것은 그것으로 충분하다. 좋은 것도 지나치면 독이 될 뿐이다. 그래서 지방이 함유된 다른 식품을 먹을 경우 견과류는 넣지 않았다. 그만큼 나는 지방관리에 신중을 기했다.

관리를 시작한 이후 나는 매일 아침 과일과 채소만 먹었다. 단 하루도 예외가 없었다. 그것이 암을 치료하고 심신을 되살리는 최상의 길이라 확신했기 때문이다.

〈산 음식, 죽음 음식〉의 더글라스 그라함, 〈암의 스위치를 꺼라〉의 레이먼드 프랜시스, 〈다이어트 불변의 법칙〉의 하비 다이아몬드 등 수십 년에 걸쳐 질병과 건강을 연구한 세계적인 석학들이 입을 모아 그렇게 주장했고, 나 또한 전적으로 동의했다.

하지만 예전의 나는 그러지 않았다. '한국인은 밥심'이라며 아침밥을 꼬박꼬박 챙겨 먹었다. 아침을 든든히 먹어야 하루가 거뜬하다고 굳게 믿었다. 일 년 이 년도 아니고 평생을 그렇게 살았다. 그런 내가 아침밥을 끊고 과일과 채소만 먹는다는 것은 그야말로 삶의 패러다임을 바꾸는 것이었다. 견디기 힘들 만큼 고통이 심했고 마음의 고뇌도 이만저만이 아니었다.

처음 일주일이 특히 힘들었다. 과일은 맛이 있어 덜했지만 샐러드는 정말 입에 맞지 않았다. 평소 푸성귀라며 입에 대지도 않았는데 한 대접씩 먹으려니 고문도 그런 고문이 없었다.

더 큰 문제는 허기였다. 먹어도 그때뿐 이내 허기가 느껴졌다. 힘이 빠져 머리가 어질어질했다. 이게 정말 내 몸을 살리는 길인가, 회의감이 일기도 했다. 이러다가 암보다 먼저 허기 때문에 쓰러지지 않을까 걱정도 됐다.

"변화는 고통을 수반한다."

내가 신봉하는 생활신조 중 하나다. 안정되고 익숙한 상태에서 벗어나는 것, 그것이 변화라면 변화에는 고통이 따를 수밖에 없다. 그것을 이겨 내야 변화가 이루어지고 이겨 내지 못하면 변화 또한 이루어지지 않는다.

힘이 들고 의구심이 일 때마다 나는 그 신조를 떠올렸다. 지금의 이 고통이 내가 변화하고 있는 증거라고 믿었다. 그러니 참고 견디자, 스스로를 격려했다. 아울러 몸과 마음에 어떤 변화가 일어나는지 주의 깊게 살폈다.

열흘쯤 지나자 변화가 확연히 드러났다. 살이 빠진 것이다. 어디 아프냐? 무슨 일 있냐? 왜 그렇게 말랐냐……? 보는 사람마다 붙잡고 물었다. 거울을 들여다보니 그 안에 있는 내 모습이 나도 낯설었다. 체중을 측정하니 62kg였다. 시작하기 전에는 70kg가 넘었으니 최소한 8kg가 빠진 것이었다.

그것이 시작이었다. 보름쯤 지나자 몸의 곳곳에서 변화가 감지되었다. 탈모가 멈추고 잔털이 돋아났다. 피부가 좋아졌다. 시력이 개선되고 발뒤꿈치 각질도 없어졌다. 수시로 겪던 설사나 배탈이 사라지고 몸이 한결 가벼워졌다. 마음도 덩달아 가뿐해졌다.

물론 이러한 변화가 아침식사 때문만은 아닐 것이다. 식습관 전반의 변화와 운동관리 등 제반 활동이 한데 어우러져 만들어 낸 결과일 것이다. 그래도 나는 과일과 채소의 아침식사가 가장 큰 역할을 했다고 확신한다. 일상의 변화에 있어 가장 힘들었던 것이 바로 그것이었기 때문이다.

26

새로운 주식主食, 현미잡곡밥

거무스름한 현미밥에 귀리, 수수, 서리태, 강낭콩 등이 뒤섞여 있다. 한 숟가락 떠서 입에 넣는다. 텁텁하다. 하얀 쌀밥을 먹을 때의 부드럽고 촉촉한 식감은 없다. 입을 오므려 천천히 씹는다. 잘 씹히지 않는다. 힘을 줘 몇 번씩 씹으면 그때서야 으깨지기 시작한다. 열 번 스무 번 반복해서 씹는다. 침이 나와 뒤섞이며 은근하게 맛이 느껴진다. 서른 번 마흔 번 계속해서 씹는다. 죽처럼 흐물흐물해지면서 구수하고 달큰한 맛이 살아난다. 담백하고 은근하게 느껴지는 깊고 진한 맛. "젊음의 뒤안길에서 돌아와 거울 앞에 선 내 누님 같은 꽃"이라고 노래한 서정주 시인의 가을 국화가 연상되는 맛이다.

지금은 그 맛을 즐기고 좋아하지만 초기에는 정말 싫었다. 부드럽고 입에 착 감기는 흰 쌀밥을 먹다가 하루아침에 꺼끌꺼끌한 현미밥, 거기에 딱딱한 콩까지 섞은 것을 먹자니 정말 고역이었다. 밥이 아니라 돌을 씹는 기분이었다. 씹어도 잘 씹히지 않고 목에서 넘어가지도 않았다. 맛도 없었다. 암을 치유하는 데 도움이 된다니 어쩔 수 없이 먹었지, 예전 같으면 수저를 놓고 조용히 일어설 것이었다.

그런데 그렇게라도 계속 먹다 보니 조금씩 느낌이 달라졌다. 씹을수록 구수한 맛이 배어나고 오돌뼈를 씹는 것처럼 식감도 살아났다. 그래서 더 씹게 되고 그럴수록 맛이 깊고 진하게 느껴졌다. 그때서야 나는 깨달았다. 현미 본연의 맛, 그것은 어느 정도 고통을 인내한 뒤에야 느낄 수 있는 깊고 진한 뒷맛이라는 것을.

현미는 수확한 벼를 탈곡한 후 왕겨만 벗겨 낸 쌀이다. 껍질만 벗겼기 때문에 속껍질(쌀겨층)과 씨눈(배), 배젖(흰 알갱이)이 그대로 남아 있다. 그렇기 때문에 볍씨와 마찬가지로 살아 있는 씨앗이다. 봄에 모를 낼 때 볍씨 대신 현미를 뿌려도 된다. 습도와 온도, 햇빛을 맞춰 주면 싹을 틔우고 새 생명을 길러 낸다. 그 자체에 식물체로 성장할 수 있는 영양소를 골고루 갖추고 있기 때문이다.

반면 백미는 부드러운 식감을 위해 현미에서 속껍질과 씨눈을 깎아 내고 흰 알갱이만 남긴 것이다. 그래서 잡티 하나 없이 하얗고 밥을 하면 씹지 않아도 될 만큼 부드럽다. 하지만 온도와 습도, 햇빛을 맞춰 줘도 현미처럼 싹을 틔우지 못하고 썩어 버린다. 생명을 만들어

낼 수 있는 영양성분이 없기 때문이다. 현미가 생명을 품은 씨앗이라면 백미는 이미 죽어 버린 씨앗이다.

영양적으로도 현미는 완전식품에 가깝다. 현미에는 칼로리 비율로 단백질이 8%, 지방이 6.3%, 탄수화물이 85.7% 함유되어 있다. 몸이 요구하는 비율에 적합하다. 특히 현미에 들어 있는 탄수화물은 단순당이 아닌 녹말 형태로 식후에 일어나는 혈당의 급격한 변동을 막아준다. 또 섬유질이 풍부해 변비와 대장암을 예방하고 콜레스테롤을 낮춰 동맥경화증을 비롯한 고혈압 예방에도 도움이 된다. 이런 장점 외에도 현미는 우리 몸이 필요로 하는 거의 모든 영양소를 골고루 함유하고 있어 완진식품으로 첫손에 꼽힌다.

그러니 선택은 분명했다. 먹기에 불편해도 현미밥을 먹을 수밖에 없었다. 나는 식감을 생각해 반반씩 섞어 먹거나 5분도미五分度米, 7분도미七分度米(현미의 쌀겨 부분을 5번, 7번 깎은 쌀. 백미는 9~13번 깎음) 같은 어정쩡한 선택은 하지 않았다. 백미는 한 톨도 섞지 않고 오히려 통곡물인 수수, 보리, 귀리, 콩 등의 잡곡을 혼합해 영양을 더했다. 안 한다면 모를까, 할 거면 제대로 해야 한다는 평소의 내 소신을 그대로 실천했다.

매일 그렇게 먹으니 입맛이 변했다. 처음에는 거칠고 껄끄럽기만 했는데 씹을수록 깊고 진한 맛이 배어나왔다. 좀 더 시간이 지나 그 맛에 적응이 되자 오히려 현미밥을 더 좋아하게 되었다. 어려움을 겪어야 깊고 진한 본연의 맛을 알게 되는 것. 인생이 그런 것이라면 현미밥이야말로 인생을 닮은 맛이 아닐까 싶다.

밥에는 반찬이 따른다. 그러니 밥만 바꾼다고 되는 것이 아니다. 반찬도 함께 바꿔야 한다.

나는 앞에서 언급한 것처럼 육류와 생선, 계란, 우유, 밀가루, 설탕 등은 반찬은 물론 재료로도 사용하지 않았다. 고명이나 양념으로도 쓰지 않았다. 기름은 꼭 필요한 경우에 한해 오메가3가 많이 함유된 올리브유를 최소한도로 사용했다. 그럴 때는 아침에 먹는 샐러드에 견과를 넣지 않는 방식으로 하루 섭취량이 일정하게 유지되도록 노력했다.

그러다 보니 반찬은 대부분 김치와 나물이었다. '그 밥에 그 나물' 인지라 현미밥과 마찬가지로 처음에는 먹기가 불편했다. 설탕 하나 기름 한 방울 쓰지 않으니 밋밋할 뿐 니 맛도 내 맛도 없었다. 그래도 몸을 생각해 꾸준히 먹다 보니 현미밥처럼 적응이 되었다.

특히나 이곳 영월은 나물의 고장이다. 석회암 지대에다 일교차가 커서 맛과 영양이 뛰어난 나물이 많다. 그 때문인지 자주 먹다 보니 나물마다의 독특한 향과 맛이 느껴지고 입맛 또한 적응이 되었다. 새로운 나물이 또 없을까 찾아다닐 정도로 마니아가 되었다.

해조류도 애용했다. 김과 미역을 비롯해 톳, 쇠미역, 쌈다시마, 꼬시래기처럼 잘 알려지지 않은 것들도 찾아 맛을 보며 선택의 폭을 넓혔다.

반찬 중에도 끼니때마다 빼놓지 않고 먹은 것이 있다. 마늘이다. 수확 철에 밭에서 직접 사다가 장아찌를 만들어 놓고 1년 내내 먹었다. 항암에 좋다고 널리 알려진 식품이라 사과 토마토와 더불어 꼬박꼬박 챙겨 먹었다. 그렇게 나는 나만의 식단을 만들어 갔다.

27

양을 줄이고 시간을 늘리다

우리 집 식탁에는 조금 특별한 것이 있다. 태블릿PC가 그것이다. 그냥 놓아둔 장식품이 아니다. 끼니때마다 사용하는 필수용품이다. 식탁에 음식을 차리고 나면 자리에 앉아 태블릿부터 켠다. 유튜브나 K-MOOC를 실행해 듣고 싶은 강연을 찾아 재생 버튼을 누른다. 그런 다음에야 수저를 든다.

과일과 채소를 먹는 아침도, 현미채식을 하는 점심과 저녁도 식사시간이 대략 1시간쯤 된다. 예전에는 길어야 20분이었는데 관리를 시작한 이후 3배 가까이 늘렸다. 오래 씹어 깊은 맛을 느끼고 소화력을 높이기 위해서였다.

그러다 보니 식사시간이 지루했다. 의식적으로 씹는 것도 신경이 쓰이고 불편했다. 그래서 생각한 것이 강연 청취였다. 주로 음식과 운동, 마음관리 등 일상치유와 관련된 명사들의 강연이나 체험자들의 경험담을 찾아 들었다.

즉각적으로 효과가 나타났다. 강연에 집중하니 의식하지 않고도 오래 씹게 되고 먹는 양도 줄일 수 있었다. 또 강연을 듣기 위해 일부러 시간을 내지 않아도 되었다. 이론과 실제가 자연스럽게 연계되어 보다 효과적인 관리가 가능해졌다. 일거양득, 시너지효과라는 것이 바로 이런 것을 두고 하는 말이 아닌가 싶었다.

음식에 대해 공부하면서 '어떤 음식을 먹느냐' 못지않게 '어떻게 먹느냐'도 중요하다는 사실을 알았다. 아무리 몸에 좋은 음식을 먹어도 영양분을 흡수하지 못하면 소용이 없기 때문이다.

또 음식에 따라 다르겠지만 위장에서 소화를 하는 데는 엄청난 에너지가 소모된다. 전문가들에 따르면 웬만한 운동을 할 때보다 더 많은 에너지가 필요하다.

내 몸은 지금 암과 싸우고 있다. 모든 에너지를 그곳에 집중해야 한다. 소화에 사용되는 에너지가 많으면 많을수록 암과의 싸움이 그만큼 힘들어진다. 그러니 입안에서 오래 씹어 위장의 부담을 덜어야 한다. 그것이 암을 극복하는 길이자 내 몸을 재생시키는 길이다.

그러한 생각에서 나는 먹는 양을 줄이고 시간을 늘렸다. 입에서 오래 씹어 위장의 부담을 덜고 장의 흡수율을 높이고자 노력했다. 하지만 쉽지 않았다. 처음 한두 번은 그렇게 해도 이내 예전 방식으로 돌아왔다. 씹는 횟수를 정해 일일이 세어 가며 먹기도 했지만 몇 번 하다 보니 그게 오히려 스트레스가 되었다.

그래서 생각한 것이 강연 청취였다. 듣고 싶은 강연을 들으면서 먹으면 신경이 분산되어 오래 씹으면서 천천히 먹을 수 있다고 판단했다.

예상은 적중했다. 강연에 집중하니 숟가락에 신경이 덜 가고 그만큼 오래 씹게 되었다. 어떤 때는 한 술 떠 넣고 몇 분씩 씹기도 했다. 과일이나 채소를 먹을 때도 마찬가지였다. 먹고 나면 입이 얼얼해지는 경우도 적지 않았다.

오래 씹으니 적게 먹어도 포만감이 느껴졌다. 양을 조금씩 줄여 예전의 4분의 3 정도로 맞췄다. 그래도 먹고 나면 든든했다. 오래 씹으니 현미 본연의 구수한 맛도 느껴졌다.

그런 경험을 통해 나는 다음과 같은 포만감의 법칙을 터득했다.

'포만감은 먹는 양뿐 아니라 먹는 시간에도 비례한다.'

28

살아 있는 음식을 먹다

이글이글 타오르는 숯불 위에 석쇠를 얹고 그 위에 등심이나 목살을 올린다. 시원한 산바람이 불어온다. 잠시 고개를 돌려 주변 풍광을 바라본다. 지글지글 소리를 내며 고기가 익기 시작한다. 뚝뚝 떨어지는 기름이 이글거리는 숯불에 닿아 치지직치지직 소리를 내며 연기를 일으킨다. 은은하게 익어 가는 고기 냄새가 연기를 따라 올라온다. 집게를 들어 뒤집는다. 떨어지는 기름을 태우며 숯불은 더 세게 타오르고, 노릇노릇 익는 고기에서는 첫사랑의 추억 같은 향이 파동처럼 번져 나온다. 가위로 먹기 좋게 잘라 한 번 더 뒤집고 한 점 집어 입에 넣는다. 부드러운 식감과 입안에 녹아드는 진한 육즙의 맛. 소주 한 잔 곁들이면 세상에 부러울 것이 없다.

고기를 즐기는 사람들이 꿈꾸는 일종의 '로망'이 아닐까 싶다. 그래서인지 우리나라에서는 유난히 직화구이가 발달했다. 소고기, 돼지고기는 물론 생선, 조개, 감자, 고구마까지 뭐든지 구워 먹는 것을 좋아한다. 그것도 불에 직접 굽는 것을 제일로 친다. 숯불구이, 장작구이, 연탄구이, 짚불구이…… 굽는 불의 종류도 다양하다. 한여름에도 불길에 땀을 뻘뻘 흘려 가며 고기를 굽는 모습에서는 일종의 감동마저 느껴진다.

나도 그 로망(?)을 좇았다. 태화산 자락으로 귀향한 뒤 수시로 즐겼다. 식구들이 내려오거나 친구들이 찾아올 때, 아니면 이웃주민들과 어울려 주말마다 숯불을 피우고 고기를 구웠다. 사진을 찍어 SNS에 올리며 자랑질도 숱하게 했다.

그것이 로망도 아니요 낙도 아니라는 것을, 나 스스로 내 몸을 망가뜨리는 자해행위였다는 것을, 당시에는 알지 못했다. 암 진단을 받고 난 뒤 공부를 하면서 알았다. 암 발병에 있어 담배만큼이나 주된 원인이 바로 그것이라는 사실을. 그러니 내 몸속의 암은, 내가 그토록 예찬해 마지않던 바로 그 직화구이의 '로망'이 불러온 재앙인지도 모른다.

우리는 음식을 통해 필요한 영양소를 얻는다. 그런데 한 가지 문제가 있다. 음식을 대부분 불에 익혀 먹는다는 것이다. 열을 가해 굽고 찌고 튀기고 삶아서 먹는다.

음식에 열을 가하면 자연에서 생산된 상태와는 완전히 다른 음식이 된다. 대사과정에 필요한 각종 효소가 다 죽고 비타민, 미네랄, 엽록소 등 중요한 영양소가 대부분 파괴된다. 탄수화물과 지방, 단백질 등 필수영양소에도 변성이 일어나 원래 가지고 있던 영양학적 가치가 크게 손상된다. 맛은 좋아지겠지만 영양소는 하나도 없는 죽은 음식이 되는 것이다.

그뿐이 아니다. 조리할 때 사용되는 식품첨가물은 대부분 화학물질이다. 활성산소를 발생시켜 알레르기를 유발하고 면역력을 떨어뜨린다. 특히 육류나 생선을 높은 온도에서 구우면 단백질 반응을 일으켜 '헤테로사이클릭아민'Heterocyclic Amine이라는 발암성 화학물질을 생성한다. 고기즙이 숯불에 떨어질 때에도 '다환 방향족 탄화수소'라는 발암물질이 발생하는데 연기에 섞여 고기를 오염시킨다. 고온에서 조리한 고기를 많이 먹을수록 암 발병률이 높아질 수밖에 없다. 수많은 전문가들이 수많은 연구를 통해 입증한 분명한 사실이다.

'최대한 생식으로, 조리는 최소한으로!'

음식관리를 시작하면서 나는 그렇게 또 하나의 원칙을 세웠다. 최대한 자연 그대로 먹겠다고 다짐했다.

아침에 먹는 과일과 채소는 일체가 생식이었다. 대부분이 '한살림'을 통해 구입한 유기농산물이거나 로컬푸드 매장에서 구입한 영월 농산물이라 생식의 의미가 배가되었다. 다만 하나 토마토는 예외였다. '토마토에는 전립선에 좋다는 라이코펜 성분이 함유되어 있는데 가열하면 흡수율이 훨씬 높아진다'고 해 끓는 물에 익혀 먹는다.

현미밥을 먹을 때에도 반찬은 가능하면 생채로 만들었다. 배추, 무, 갓, 미나리 등으로 번갈아 가며 김치를 담그고 겉절이를 무쳤다. 독이 있어 법제法製를 해야 하는 것을 제외하고 나물도 가능하면 생채로 무쳤다. 해조류 또한 별다른 조리 없이 날것으로 먹었다.

양념에도 화학조미료나 식품첨가물은 사용하지 않았다. 생과일과 생채소로 즙이나 주스를 만들어 썼다. 샐러드에 곁들이는 드레싱에도 선식가루나 채소즙을 활용했다. 최대한 살아 있는 상태 그대로 먹었다.

그렇게 생식을 하자 몸에 변화가 나타났다. 무엇보다 속이 편해졌다. 예전에는 식사를 하고 나면 늘 속이 거북했다. 가스가 찬 것처럼 더부룩하고 움직이는 게 불편했다. 과식 탓이 아니었다. 적게 먹어도, 간식으로 과자 몇 개 집어 먹어도 그랬다. 소화가 되지 않아 위장에 뭔가 남아 있는, 그런 느낌이었다. 소화제를 사 놓고 수시로 먹었지만 별반 달라지는 것이 없었다.

생식 위주로, 과일과 채소를 중심으로 음식을 바꾸자 그런 현상이 말끔히 사라졌다. 먹어도 먹은 것 같지 않았다. 많이 먹어도 포만감이 느껴질 뿐 몸은 가뿐했다. 뛰어도 될 정도였다. 들어오는 것이 편하니 나오는 것도 편해졌다. 배변활동이 규칙적으로 되고 설사와 변비가 사라졌다. 예전에는 수시로 화장실을 들락거렸는데 일정한 시간과 주기로 정례화되었다. 변의 모양도 아이들처럼 바나나 형태로 나왔다. 지금까지 한 번의 변비도 설사도 없다. 살아 있는 과일과 채소를 꾸준히 섭취하니 효소와 유익균이 그대로 유입되고, 그들이 장에 흡수되어 활발히 활동함으로써 나타난 변화였다.

29

유기농산물을 애용하다

사람의 몸은 천기天氣와 지기地氣를 받아 생명활동을 한다. 천기는 공기나 햇빛을 통해 유입되고 지기는 농작물에 함유되어 음식을 통해 들어온다. 그러니 사람이라면 모름지기 맑고 신선한 공기를 마시고, 틈틈이 햇볕을 쬐고, 영양소가 풍부한 자연식품을 먹어야 한다. 그래야 하늘과 땅의 기운을 받아 심신의 건강을 지키고 활발한 생명활동을 영위할 수 있다.

하지만 오늘날의 여건과 제반 환경은 이러한 생활을 점점 더 어렵게 만든다. 산업화에 따른 대기오염과 황사, 미세먼지 등으로 인해 맑은 공기를 마시는 것이 힘들고, 햇빛을 쬐는 것도 쉽지가 않다. 특히나 땅은 농약과 화학비료의 무분별한 사용으로 토양미생물이 사라져 사막처럼 죽어 가고 있다. 그러니 음식을 통해 땅의 기운을 섭취하는 것이 아니라 독소가 가득한 쓰레기를 먹고 있는 것인지도 모른다.

상황이 이러하니 과일이라고 다 같은 과일이 아니고, 채소라고 다 같은 채소가 아니다. 농약과 비료를 많이 쓰는 화학농법으로 재배한 농작물과 이를 배제하고 친환경적으로 재배한 농작물은 완전히 다르다. 실제로 유기농산물은 일반농산물에 비해 잔류농약과 중금속 오염이 훨씬 적고 비타민C, 플라보노이드Flavonoid, 미네랄 같은 영양소가 더 많이 함유된 것으로 조사되었다. 특히 폴리페놀Polyphenol과 같은 다양한 항산화제의 농도가 훨씬 높은 것으로 나타났다. 영양은 물론 면역력 차원에서도 비교가 되지 않았다. 그러니 몸관리에 특히 예민한 나의 경우 더 신경이 쓰일 수밖에 없었다.

20여 년 전 농업 관련 기관에서 근무할 때 '한살림'이라는 단체의 생산자 회원들을 취재한 경험이 있다. 가톨릭의 생명사상을 바탕으로 농약과 비료를 쓰지 않고 작물을 재배하는 의식 있는 분들이었다.

지금이야 유기농 식품에 대한 관심과 인식이 높고 생산과 소비도 활성화되었지만 당시만 해도 유기농이라는 용어조차 생소했다. 생산성이 떨어지는 데다 소비자들도 알아주지 않아 이중고에 시달렸다. 그런데도 땅과 작물의 생명력을 살려야 한다며 묵묵히 실천하는 것을 보면서 감명을 받은 기억이 있다.

하지만 그때뿐이었다. 취재는 취재였고, 생활은 생활이었다. 나는 여전히 먹던 그대로 먹었고, 시간이 지나면서 한살림에 대한 기억도 희미해졌다. 그만큼 유기농에 대한 의식이 없었고 필요성도 느끼지 못했다.

그렇게 20여 년이 지난 뒤 나는 다시 한살림을 떠올렸다. 아니 저절로 떠올랐다. 암 진단을 받고 음식관리를 시작한 뒤였다. 하나를 먹더라도 몸에 좋은 것을 먹어야 한다는 생각을 하자 자연스레 한살림이 떠올랐다. 어려운 여건 속에서도 묵묵히 유기농업을 실천하던 생산자들의 모습이 또렷이 부각되었다.

나는 곧바로 인터넷을 뒤졌다. 한살림을 찾아 활동내용을 살펴보고 소비자 조합원으로 가입했다. 영월의 경우 상설매장이 없어 주문을 받아 일주일에 한 번씩 배달해 주는 시스템이었다.

나는 휴대폰에 앱을 깔아 놓고 매주 정기적으로 주문했다. 과일과 채소와 곡물 등, 내가 먹는 식품은 최대한 한살림을 이용했고, 한살림에 없는 품목은 관내 로컬푸드 직매장을 이용했다. 유기농산물을 통해 땅의 기운을 흡수함으로써 암을 극복할 힘을 기르고자 한 것이었다.

햇볕이 잘 드는 우리 집 베란다에는 채소 화분이 놓여 있다. 3단으로 된 화분에서는 상추를 비롯해 서너 종류의 엽채류가 자라고 있다. 또 싱크대 옆에 놓아둔 빈 김치통 안에는 콩나물이 자라고 있다. 내가 직접 물을 주며 기르는 것들이나.

유기농 식품을 먹다 보니 욕심이 생겼다. 이왕이면 길러 먹자는 것이었다. 비료 농약 없이 내 손으로 직접 기르면 맛도 영양도 더 좋을 것이란 생각이었다.

가까운 곳에 텃밭이나 주말농장을 가꾸는 것도 생각했지만 마음을 바꿨다. 음식관리와 운동관리에도 시간이 부족한 상황에서 무리하고 싶지 않았다. 시간에 구애받지 않고 쉽고 편하게 관리할 수 있는 베란다 농사를 택했다.

그것만으로도 많은 것이 달라졌다. 하루가 다르게 쑥쑥 올라오는 상추나 콩나물을 보고 있으면 마음이 푸근해졌다. 생명의 경이가 느껴졌다. 또 그렇게 기른 상추나 콩나물은 느낌부터 달랐다. 내가 직접 길렀다는 가치가 추가되어 맛이 다르고 몸에서 느껴지는 기운도 달랐다. 나는 그것을 '관계의 가치'라고 불렀다.

가끔씩 흙냄새를 맡는 것도 좋았다. 마음이 답답하고 심란할 때면 상추에 물을 주거나 이파리를 다듬으며 흙을 만지고 냄새를 맡았다. 그러면 마음이 편해졌다. 흙의 기운이 손을 통해 몸으로 들어오는 것이었다.

그렇게 1년 3개월, 나는 완전히 다른 사람이 되었다. 몸은 물론 마음도 새롭게 거듭났다. 스스로 생각해도 놀랍고 경이로운 변화였다.

30

살이 빠졌다구요?

"왜 그렇게 말랐어? 어디 아파?"

"무슨 일 있으세요? 살이 너무 빠졌어요. 고기 좀 사 드릴까요?"

"이제 그만 빼세요. 보기 안 좋아요."

관리를 시작하고 보름쯤 지난 뒤부터 심심치 않게 들은 소리다. 오랜만에 보는 지인은 물론 매일 보다시피 하는 동료 직원들도 걱정 어린 표정을 감추지 않았다.

암 진단을 받은 뒤에도 나는 그 사실을 외부에 말하지 않았다. 가족과 가까운 친척 외에는 아무도 몰랐다. 뒤에서 얘기하겠지만 환자로 취급받는 것이 싫었고, 부정적인 기운이 치유에 방해된다는 현실적인 고려도 했다.

"건강검진에서 안 좋은 게 많아 이번 기회에 몸을 완전히 바꾸기로 했어요."

누가 물으면 그렇게 둘러댔다. 그런 내가 눈에 띄게 마르자 우려의 마음을 담아 한마디씩 건네는 것이었다.

나는 그런 반응이 좋았다. 따지고 보면 내가 먹는 것이 적은 양은 아니다. 과식을 하던 예전에 비해 조금 줄어든 것뿐이다. 그런데도 확연히 드러날 정도로 살이 빠졌다는 것은 그만큼 관리를 잘하고 있다는 증거였다. 내 몸이 치유의 방향으로 가고 있다는 반증이었다.

우리 몸에서 해독작용을 하는 장기가 간이다. 간은 외부에서 들어온 독성물질을 분해하고 대사해서 소변이나 담즙을 통해 배출하는 역할을 한다. 하지만 간 또한 처리능력에는 한계가 있다. 술이나 약물, 음식 등을 통해 과다한 독성물질이 유입되면 과부하가 걸려 제대로 처리하지 못한다. 처리하지 못한 독소는 우선 복부나 피하지방 속에 보관한다. 혈관이나 심장에 보관하면 생명이 위험할 수 있으므로 비교적 안전한 장소를 택하는 것이다. 다음 날 새로 유입되는 독소가 없으면 보관한 독소를 처리하지만 또다시 과다 유입될 경우 계속 쌓이게 된다. 이것이 우리가 이야기하는 '살'이다. 살이 찌면 제일 먼저 아랫배가 나오고 엉덩이가 불어나는 것이 그 때문이다. 그러니 살이 쪘다는 것은 몸속에 그만큼 독소가 쌓였다는 뜻이요, 살이 빠졌다는 것은 독이 빠졌다는 것을 의미한다. 그래서 나는 '살이 빠졌다'는 사람들에게 이렇게 대꾸한다.

"살이 빠진 게 아니에요. 독이 빠진 거에요."

살이 빠지자, 아니 독이 빠지자 달라진 것은 체중뿐이 아니다. 피부도 눈에 띄게 좋아졌다. 처음 한두 달은 아니었다. 오히려 보기 안쓰러울 정도였다. 얼굴살이 빠지자 이마와 눈가의 주름이 깊게 파이고 뼈가 앙상하게 드러났다. 너무 빠져 보기 흉할 정도였다. 거울을 들여다보니 지인들마다 '어디 아프냐?'고 물어보는 것이 이해가 되었다.

좀 더 시간이 지나자 체중이 57kg 내외에서 안정이 되고 그때부터 피부가 살아나기 시작했다. 이마의 주름이야 어쩔 수 없지만 양쪽 뺨의 피부가 맑고 깨끗해졌다. 주말에 영월 집에 내려올 때마다 '얼굴에 신경 좀 쓰라'며 팩을 해 준다, 마사지를 해 준다, 귀찮게 하던 아내가 눈을 동그랗게 뜨고 쳐다볼 정도였다. 너무 말랐다며 걱정하는 지인들도 '피부는 좋아졌다'고 입을 모았다.

얼굴뿐이 아니다. 손발도 달라졌다. 거칠고 투박하던 것이 부드럽게 매끄럽게 변했다. 특히 발의 변화는 내가 생각해도 놀라웠다. 양말을 신고 벗을 때마다 감추고 싶을 정도로 나는 발 상태가 좋지 않았다. 발톱무좀으로 엄지발톱이 백설기처럼 부서졌고, 뒤꿈치는 바둑판처럼 금이 가고 갈라져 늘 각질이 일었다. 사우나라도 다녀오면 일어난 각질을 뜯어내기 바빴고, 잘못 뜯으면 피가 나기도 했다. 수시로 로션을 바르고 관리했지만 이내 그 상태로 되돌아왔다. 그런 발이 저절로 말끔하게 변했고, 그 상태가 그대로 유지되었다.

그때 나는 깨달았다. 눈에 보이는 겉이 아니라 보이지 않는 속이 더 중요하다는 것을. 증상은 치료를 해도 다시 나타나지만 원인을 치료하면 불가역적으로 변한다는 것을. 암도 마찬가지일 거라는 것을. 수술을 해서 종양을 제거하는 것이 아니라 세포의 기능을 되살려 저절로 사라지게 하는 것, 그것이 근본적인 치유요 불가역적 치유라는 것을.

31

하루 12시간씩 단식하다

사람에게는 생체시계Biological Clock라는 것이 있다. 지구가 자전하며 생기는 낮과 밤의 하루 주기에 맞춰 생물체의 생리대사와 관련된 유전자들의 발현이 조절된다. 1971년 미국 캘리포니아공대 생물학부의 시모어 벤저Seymour Benzer 교수팀에 의해 생체시계 유전자의 존재가 확인된 이후 관련 연구가 활발히 진행되었고, 마침내 제프리 홀Jeffrey C. Hall 미국 메인 대학 교수를 비롯한 3인의 공동 연구자에 의해 기본 메커니즘이 밝혀졌다. 그 공로로 3인의 연구자는 2017년 노벨 생리의학상을 수상했다.

〈다이어트 불변의 법칙〉을 쓴 하비 다이아몬드는 음식의 대사작용에도 생체주기가 있다고 주장했다. 크게 세 개의 주기로 나누는데 섭취주기(낮 12시~오후 8시, 음식을 먹는 시간), 동화주기(오후 8시~새벽 4

시, 먹은 음식을 흡수하는 시간), 배출주기(새벽 4시~낮 12시, 체내 노폐물을 배출하는 시간)가 그것이다. 이 주기에 맞춰 음식을 먹고 소화시키고 배출해야 몸의 건강을 유지할 수 있다는 것이다.

이 중 밤에 해당되는 동화주기는 낮에 섭취한 영양소로 몸에 필요한 에너지와 호르몬을 만드는 시간이다. 또 고장 난 세포를 수리하고 부족한 것들을 충전하는 시간이다. 그러니 음식물 섭취를 금하고 몸을 편안히 해야 한다. 그래야 동화작용이 원활히 이루어진다.

하지만 현실은 그렇지 못하다. 밤 문화가 발달하고 밤에 활동하는 시간이 늘어나면서 야간의 음식 섭취가 큰 폭으로 늘었다. 치킨, 피자, 족발 등 야간 배달음식이 넘쳐 나고 있다. 한 집 건너 치킨집이요, 한 집 건너 피자집이다. 저녁 7시 이후의 식사량이 하루 섭취량의 50%를 넘는 야식증후군이 사회 문제로 대두되고 있다.

같은 음식이라도 밤늦게 먹으면 더 쉽게 살이 찐다. 밤에 섭취한 칼로리는 에너지원으로 사용되지 않고 지방으로 축적되기 때문이다. 야식은 또 소화가 제대로 되지 않아 식도염이나 위장장애가 발생하기 쉽다. 자율신경계가 활성화되고 멜라토닌Melatonin(수면 유도 호르몬) 분비가 줄어들어 불면증에 시달릴 수도 있다. 오늘날 한국인의 34.5%가 과체중이거나 비만이라고 한다. 야식이 주요 원인임은 두말할 필요가 없다.

야식이 비만의 원인이라면 비만을 해결하는 방안 또한 분명하다.

야식을 끊고 단식하는 것이다. 우리 몸은 가벼운 스트레스나 미량의 독소에 노출되면 더 큰 스트레스나 독소에 저항력이 생기는 긍정적인 효과를 발휘한다. 이를 호르메시스Hormesis라고 한다. 백신을 통한 면역력 형성이 이러한 효과를 활용하고 있다. 채소를 먹으면, 채소가 곰팡이나 세균을 방어하기 위해 만든 파이토케미컬Phytochemica(식품 영양소)이 우리 몸에 들어와 항산화 항염작용을 하는 것도 호르메시스의 일종으로 볼 수 있다.

단식 또한 강력한 호르메시스 효과를 발휘한다. 단식을 하면 우선 노폐물이 제거된다. 과식으로 체내에 쌓여 있던 지방과 대사 찌꺼기들이 배출된다. 또 혈관 내의 독소를 제거하고 혈관을 깨끗하게 유지해 동맥경화나 암 같은 성인병의 예방 및 치유에 도움이 된다.

단식을 하면 유전자도 젊어진다. 림프구의 면역 활성이 높아지고 면역세포인 백혈구가 증가한다. 흉선이나 부신의 중량이 커져 면역력이 강화된다. 또 만병과 노화의 근원인 산화독을 방지한다. 하루 한 끼 단식을 하면 활성산소를 13% 줄인다는 연구 결과가 있다.

단식은 단식하는 시간에 따라 몇 가지 구별이 있다. 일주일에 이틀씩 단식하는 5/2단식이 있는가 하면 16/8 단식이라 해서 하루 24시간 중 16시간을 단식하고 8시간 동안 먹는 방식도 있다. 저녁을 일찍 먹고 다음 날 점심까지 먹지 않는, 아침을 거르는 방식이다.

공부를 하면서 나도 야식의 백해무익함과 단식의 긍정적인 효과에 대해 공감했다. '안다는 것은 실천하는 것'이라는 소신에 따라 곧바로 실천에 옮겼다. 저녁밥을 일찍 먹고 그 뒤로는 아무것도 먹지 않았다. 다음 날 아침 과일과 채소를 먹을 때까지 철저히 지켰으니 나의 방식은 12/12 단식이요, 과일과 채소를 예외로 하면 16/8 단식이었다.

그동안 내가 얼마나 야식을 즐겼는지 끊고 난 뒤에야 알았다. 저녁을 먹은 뒤 가볍게 걷고 나면 이내 배가 출출해지고 구미가 당겼다. 음식점 앞을 지날 때에는 풍겨 나오는 냄새에 마음이 흔들렸다. 그래도 나는 먹지 않았다. 힘이 들 때는 물 한 컵 마시면서 버텼다. 그렇게 인고의 시간을 보내자 적응이 되었고, 지금은 어떤 유혹에도 흔들리지 않는 도인(?)이 되었다.

32

먹을 것이 없다니요?

"고기도 안 먹고, 생선도 못 먹고, 분식도 안 되고, 그럼 도대체 뭘 먹어?"

"먹는 게 낙인데 풀만 먹고 어떻게 살아?"

"그렇게 오래 사느니 맘껏 먹고 일찍 죽는 게 낫겠다."

내가 자연식물식을 한다는 것이 알려지자 많은 사람들이 관심을 보였다. 그중에는 진지하게 격려를 해 주는 이들도 있었지만 자신은 도저히 못 하겠다며 부정적인 반응을 보이는 이들도 있었다. 그렇게 다 끊으면 도대체 뭘 먹느냐는 것이 가장 흔한 반응이었다.

충분히 이해가 되었다. 하루 이틀도 아니고 매일 현미잡곡밥에 채소만 먹으니 나 또한 고역이었다. 음식 준비부터 그랬다. 한 집 건너 있는 그 많은 음식점 중에서 자연식물식을 전문으로 하는 식당은 눈을 씻고 찾아도 없었다. 매 끼니를 집에서 직접 준비해 먹어야 했다. 정말이지 여간 힘든 게 아니었다.

게다가 처음에는 정말 먹을 것이 없었다. 곡물이라고 해 봐야 몇 품목 되지 않았고 채소도 마찬가지였다. 잘 먹지 않던 것이라 입에 맞지도 않았고 먹기도 거북했다. 그런 것을 매일 억지로 먹자니 고역도 그런 고역이 없었다. 길을 가다 식당에서 고기 냄새라도 나면 걸음을 멈추고 쳐다볼 정도로 마음도 흔들렸다.

이래서는 안 되겠다고 생각한 나는 방법을 찾았다. 유튜브에 접속해 요리법을 검색했다. 유튜브는 역시 유튜브였다. 곡물요리, 채소요리, 비건식요리 등 관련 영상이 수도 없이 많았다.

'그래, 이참에 식물식 전문 셰프라도 돼야겠다', 작심을 하고 매달렸다. 시간이 날 때마다 영상을 틀어 놓고 따라 하면서 식물식 요리를 배웠다. 채소를 맛있게 먹는 방법, 채소로 스프나 죽을 만드는 방법, 김치나 장아찌를 담그는 방법, 현미와 잡곡을 이용해 떡을 만들고 빵을 만드는 방법…….

공부를 하기 전까지 내가 접해 본 채소는 얼마 되지 않았다. 배추, 무를 비롯해 보통 사람들이 알고 있는 정도였다. 관심을 갖고 알아보니 채소의 종류가 수도 없이 많았다. 셀러리, 파세리, 세발나물, 비트, 콜라비…… 등등 이름만 들어 본 것도 많고, 이름조차 처음 듣는 것도 적지 않았다.

또 관심을 갖고 요리를 하다 보니 채소마다 맛과 향이 다 달랐다. 처음에는 그맛이 그맛이지 했는데 계속 먹다 보니 그 채소만의 독특한 맛과 향이 느껴졌다.

조리방법에 따라서도 맛이 달랐다. 양배추만 해도 생으로 샐러드를 만들어 먹을 때와 김치를 담가 먹을 때, 쌈용으로 쪄서 먹을 때, 전분을 섞어 전으로 부쳐 먹을 때, 현미나 귀리가루를 혼합해 빵을 만들어 먹을 때, 맛이 다 달랐다. 재료만 같을 뿐 완전히 다른 음식이었다. 현미와 잡곡 또한 레시피가 한둘이 아니었다. 채소와 곡류를 혼합해 만들 수 있는 요리도 무궁무진했다.

그러니 육류와 생선을 끊으면 먹을 게 없다는 것은 무지와 게으름의 변명에 불과했다. 관리를 시작한 후 1년이 지났지만 나는 아직도 만들어 보지 못했고, 만들어 먹고 싶은 식물식이 수도 없이 많다. 알면 알수록 모르는 것이 점점 늘어난다는 무지의 법칙이 식물식 요리에도 적용이 되는 것 같다.

그러면 사람들은 또 이렇게 말한다.

"그렇다 해도 맛이 없잖아요?"

"소도 아니고 푸성귀만 무슨 맛으로 먹어요?"

그 또한 맞는 말이다. 나도 처음에는 같은 생각을 했다. 하지만 지금은 아니다. 지금은 이렇게 대답한다.

"익숙해지면 입맛이 변합니다."

그렇다. '입맛처럼 간사한 것도 없다'는 말이 있듯 사람의 입맛은 수시로 변한다. 음식에 적응이 되면 입맛도 그에 따라 변하는 것이다. 내가 그랬다. 처음 얼마 동안은 정말이지 먹기 싫었다. 현미밥은 모래알처럼 서걱서걱했고 채소는 니 맛도 내 맛도 없었다. 그래도 어쩔 수 없이 먹었다. 암을 이기기 위해 억지로 먹었다. 먹으면서도 머릿속에서는 흰 쌀밥에 고기반찬이 생각났다.

하지만 지금은 아니다. 지금은 먹고 싶어서 먹는다. 흰 쌀밥에 고기반찬은 더 이상 생각나지 않는다. 암이 다 나았다 해도 나는 현미밥과 채소를 선택할 것이다. 익숙해지면서 예전에는 몰랐던 현미의 깊은 맛을, 채소의 다양한 맛을 느끼고 즐기기 때문이다.

사람이 변화하기 위해서는 최소한 3주의 시간이 필요하다고 한다. 3주 정도는 지속적으로 계속해야 적응이 된다는 말이다. 입맛도 그런 것 같다. 내가 현미밥의 깊고 진한 맛을 느끼게 된 것도 그때쯤이 아닌가 싶다.

입안에 넣고 오래 씹는 것이 습관화되면서 현미 본연의 맛이 느껴졌다. 거칠고 딱딱할 때는 몰랐는데 죽처럼 흐물흐물해지면서 느껴지는 구수하고 달달한 맛. 뭐랄까? 겉보기에는 무뚝뚝하고 멋대가리 하나 없는데 알면 알수록 다정하고 친근한 멋이 드러나는 그런 사람 같다고 할까?

채소 또한 그랬다. 처음에는 그 맛이 그 맛이었지만 먹을수록 저마다의 독특한 맛이 느껴졌다. 혼합하는 채소에 따라서도 맛이 다 달랐다. 그러니 얼마나 많은 맛이 있겠는가? 모르긴 해도 바둑판의 수만큼이나 다양한 맛이 있을 것이다. 그리고 나는 이제 그 맛의 차이를 감각적으로 느낄 수 있다.

그래서 나는 장담한다. 현미와 채소의 참맛을 알게 된다면 그 누구라도 '먹을 게 없다'는 말은 절대 하지 못할 것이라고.

33

과정에서 즐거움을 찾다

지인 중에 모某 형님이 있다. 경기도 시흥에 사시는 분인데 이곳 영월의 외진 산골에 땅을 구입해 놓고 주말마다 내려와 텃밭 정도 가꾸고 있다. 경기도 시흥에서 이곳까지 내려와 가꾸는 주말농장. 처음에는 도무지 이해가 되지 않았다.

오가는 경로를 알고 나서는 더더욱 그랬다. 형님은 시력이 좋지 않아 운전을 못 하고 대중교통을 이용한다. 시흥에서 전철로 청량리역까지 와서 기차를 탄다. 2시간 반쯤 걸려 영월역에 도착하면 시내버스를 기다려 타고 마을 어귀까지 간다. 거기서부터 1km가 넘는 산길은 걸어 올라간다. 그러니 토요일 아침에 일찍 출발해도 도착하면 정오가 넘는다. 그때부터 일요일 오전까지 농장을 돌보고 정오쯤 시흥으로 돌아간다. 기껏해야 네댓 시간의 주말농장을 위해 몇 배나 많은 시간을 오가는 길에 허비하는 것이다.

처음 그 얘기를 들었을 때는 기가 막혔다. 도무지 이해가 되지 않았다. 정신이 어떻게 된 분이 아닌가, 다시 쳐다보기도 했다.

지금은 아니다. 충분히 이해하고 공감도 한다. 형님은 이곳에 와서 텃밭을 일구는 것뿐 아니라 오고 가는 그 과정까지 즐기는 것이다. 기차를 타는 것도, 버스를 기다리는 것도, 산길을 걷는 것도 형님에게는 낙이요 즐거움이다. 과정을 수단이나 방법으로 여기지 않고 또 하나의 목적으로 삼는 것. 그것이 특별한(?) 주말농장을 십 년 넘게 운영한 비결이요 삶을 즐기는 비법이었다.

암은 하루아침에 생기는 것이 아니다. 암세포가 종양으로 성장하는 데에는 최소한 십수 년의 시간이 걸린다고 한다. 영양 결핍과 독소 과다로 이상반응을 일으킨 암세포들이 모래알 쌓이듯 쌓이고 쌓여 종양이 되는 것이다. 내 경우에는 더 많은 시간이 걸린 것으로 생각된다. 고등학교 때부터의 잘못된 식습관이 원인이라면 30년 이상 걸린 셈이다.

그러니 치유에도 시간이 걸릴 것이다. 30년 이상 쌓이고 쌓여 만들어진 종양이 하루아침에 사라지길 바라는 것은 지나친 욕심이 아닐 수 없다. 철저하게 관리한다 해도 단시간 내 완치되기는 쉽지 않을 것이다. 그러한 판단에서 나는 최소한 1년, 길게는 3년까지를 1차 관리기간으로 설정했다.

그러자 그 형님이 생각났다. 오고 가는 과정까지 즐기는 형님처럼 나 또한 조급하게 생각하지 말고 치유의 과정까지 즐기기 위해 노력했다. 음식관리, 운동관리를 암을 치유하는 수단이 아니라 삶의 목적으로 삼았다. 그 자체에서 의미를 찾고 즐거움을 찾고자 노력했다.

나는 내가 먹는 음식을 내가 직접 준비하고 조리한다. 한살림과 로컬푸드를 통해 재료를 구입하는 것부터 조리하고 먹고 설거지하는 것까지 일체의 과정에서 그 누구의 도움도 받지 않는다. 김치와 장아찌를 담그는 것도, 현미로 떡을 만들고 빵을 만드는 것도 마찬가지다.

가족과 떨어져 혼자 생활하니 어쩔 수 없는 일이기도 하다. 하지만 그 때문만은 아니다. 주말에 내려오는 아내가 이것저것 해 주겠다 해도 나는 완곡히 거절한다. 오히려 내가 대접한다. 내가 먹을 밥을 짓고 반찬을 만드는 것이 내게는 보람이요 즐거움이기 때문이다. 또 그런 태도가 암을 치유하는 데에도 도움이 되기 때문이다. 물론 처음부터 그런 건 아니었다. 처음에는 지겹기도 하고 지치기도 했다. 언제까지 이래야 하나, 자괴감이 들기도 했다.

그때 그 형님이 떠올랐다. 몇 시간의 주말농장을 위해 그 먼 길을 오가면서도 불평 한마디 하지 않던 형님, 10년 넘게 그 일을 즐기던 형님…….

나는 마음을 바꿨다. 암을 치료하기 위해 음식을 관리하고 운동을 하는 것이 아니다, 내 몸에 좋은 음식을 만들어 먹는 것이, 아침마다 걷고 뛰는 것이, 즐겁고 기쁘기 때문이라고 생각했다. 생각이 바뀌면 행동이 달라진다고 마음을 바꾸니 더 적극적이 되었다. 유튜브를 통해 건강식을 찾아 배우게 되고, 배운 것을 직접 만들어 먹게 되었다. 요리에 흥미도 생겼다. 오늘은 무엇을 만들까 궁리를 하게 되었고, 만드는 시간이 즐겁고 설레기까지 했다.

운동 또한 마찬가지였다. 아침마다 걷거나 뛰는 시간을 나는 성찰과 수련의 시간으로 삼았다. 가까운 공원이나 숲길을 걸으며 천지의 새벽 기운을 만끽했다. 걷는 동안 동서양의 사상과 철학을 비롯해 관심 분야의 강연을 들었다. 클래식 음악을 듣기도 하고 조용히 묵상을 하기도 했다.

그러니 내게 있어 일상치유는 암을 치료하는 수단이나 방법이 아니었다. 나를 찾고 내 몸과 마음을 재생시키는 수양이자 영성의 시간이었다. 매일 반복해도 지루하지 않았고, 힘이 들어도 지치지 않았다. 1년 내내 하루도 빠짐없이 계속할 수 있었던 것은 바로 그 때문이었다.

34

쾌감快感과 희열喜悅

음식관리를 시작하면서 가장 먼저 한 것이 동물성 식품을 금지한 것이었다. 암을 만든 가장 큰 원인으로 꼽은 만큼 육류, 생선, 우유, 계란 등 동물로부터 얻는 음식은 일절 먹지 않았다. 다만 한 달에 한 번의 예외는 인정했다. 직장생활을 하다 보면 회식 등 피치 못할 사정이 있는 만큼 이를 감안한 것이었다.

그래도 몇 달 동안은 한 번의 예외조차 없었다. 코로나로 인해 회식 자체가 없어진 데다 어쩌다 마련된 소규모 모임도 코로나를 핑계 대고 피했다. 하지만 송년회를 겸해 마련된 연말의 부서 회식은 참석하지 않을 수 없었다. 메뉴는 역시 삼겹살에 소주였다.

"자, 몇 달 만이니 제대로 한잔합시다."

고기가 익자 술잔이 돌기 시작했다. 나는 조심스레 고기는 몇 점

집었지만 술은 사양했다. 한 달에 한 번의 예외에 술은 포함되지 않았고, 알코올의 영향은 한두 점의 고기와는 다르다는 생각에서였다. 하지만 내가 암환자라는 것을 모르는 동료들은 계속해서 권했다.

"그러지 말고 한잔하시죠?"

"몇 달 만의 회식인데 너무하는 거 아니야?"

분위기를 타고 자꾸 권하자 나도 마음이 흔들렸다. 몇 달 동안 냄새도 맡지 않았으니 한두 잔 정도는 마셔도 되지 않을까? 다른 날도 아니고 송년회 자리인데, 분위기는 맞춰 줘야 하지 않겠는가…….

그러자 입에서도 반응을 보였다. 침이 고이고 구미가 당겼다. 갈증이 느껴졌다. 한 잔 마시면 엔돌핀이 솟구칠 것 같았다. 그런 마음을 눈치라도 챘는지 맞은편 동료가 잔을 건넸다.

"나도 마시고 싶지만 안 돼요. 참을래요. 내가 나와 한 약속인데 지켜야지요."

나는 잔을 받아 들고 술 대신 물을 따라 달라고 부탁했다. 동료들도 더는 권하지 않았다. 회식을 마치고 돌아오는데 날씨와 달리 가슴이 훈훈했다. 심장 한가운데서 엔돌핀이 샘물처럼 솟아나는 것 같았다. 그래, 잘했어, 정말 잘했어. 나는 가슴을 어루만지며 중얼거렸다. 유혹을 뿌리치고 끝까지 약속을 지켜 낸 나 자신이 대견하고 뿌듯했다.

집으로 돌아온 나는 인터넷에서 쾌락과 희열을 검색했다. 고깃집을 나올 때 솟구치던 기쁨, 지금까지도 남아 있는 즐거움을 개념적으로 명확히 인식하고 싶었다. 한참을 뒤져 어느 네티즌의 블로그에서 만족스런 내용을 찾았다.

"쾌락은 육체적인 즐거움이다. 본능적 욕구를 만족시키는 것만으로도 충족이 된다. 먹고 싶을 때 먹고, 자고 싶을 때 자면 된다. 하지만 순간적이고 퇴보하는 내일이 기다리고 있다. 이에 비해 희열은 정신적인 즐거움이다. 고통을 인내한 뒤에 느낄 수 있다. 가슴 밑바닥에서 차오르는 벅찬 기쁨이며 자신을 뿌듯한 존재로 만들어 준다. 정돈된 삶의 지표가 되어 함부로 침범할 수 없는 자기만의 영역을 만들어 준다."

내용을 옮겨 적고 나자 고깃집의 상황이 생각났다. 만일 동료가 권하는 술을 받아 마셨다면 나는 진한 쾌감을 느꼈을 것이다. 몇 달 만에 맛보는 한 잔의 술. 속이 확 뚫리고 체증이 내려가는 듯한 시원함을 맛보았을 것이다. 하지만 마치고 나올 때의 느낌은 정반대였을 것이다. 쾌감은 사라지고 나와의 약속을 지키지 못했다는, 참을 걸 그랬다는 후회에 몸서리를 쳤을 것이다.

그날 이후 비슷한 선택의 순간을 맞이할 때마다 나는 쾌감과 희열을 생각했다. 순간적 짜릿함에 뒤이어 곧 후회로 바뀌는 쾌감 대신 지속적이고 보람으로 승화되는 희열을 택했다.

그 결과가 일상에서의 변화로 나타났다. 부정적인 생각이 사라지고 조급하던 마음이 느긋해졌다. 트렌드나 유행에 대한 관심이 줄고 소위 '고전'에 대한 관심이 늘었다. 클래식음악을 듣게 되고 철학이나 영성에 관한 책을 찾게 되었다. 생활 자체가 희열을 추구하는 방향으로 바뀐 것이었다. 순간의 선택이 평생을 좌우한다는 어느 광고 카피처럼 그 짧은 순간의 경험이 내 삶을 바꾸는 변곡점이 된 것이었다.

음식치유

1. 몸에 해로운 것을 먹지 않았다.

동물성 식품을 먹지 않았다.

- 육류, 생선, 우유 및 유제품, 계란 등 동물성 식품으로 만든 음식을 일절 먹지 않았다.
- 회식 등 사회생활을 위해 피치 못할 경우 한 달에 한 번의 예외는 인정했다.

지방관리에 특별히 신경을 썼다.

- 동물성 지방은 일절 먹지 않았다.
- 식물성 지방의 경우에도 과일과 채소, 견과류에서 섭취하는 것을 원칙으로 하고 정제유는 올리브유만 최소한으로 사용했다.
- 지방이 많이 함유된 견과류는 하루 한 봉(20g)으로 섭취량을 제한했다. 올리브유를 사용한 경우에는 이 또한 먹지 않았다.

정크푸드와 가공식품을 먹지 않았다.

- 피자, 라면, 햄버거 등, 정크식품은 일절 먹지 않았다.
- 식물성 식품이라도 기름으로 볶거나 튀긴 것은 먹지 않았다.
- 공장에서 만든 가공식품을 먹지 않았다.
- 밀가루로 만든 음식을 먹지 않았다.
- 특별한 경우를 제외하고 외식을 하지 않았다.

● 설탕 제품을 먹지 않았고, 설탕을 양념으로도 쓰지 않았다.

술과 커피를 완전히 끊었다.(금연은 오래 전부터 실천)

2. 몸에 좋은 것을 먹었다.

아침에는 과일과 채소만 먹었다.

- 과일은 생과 그대로, 채소는 샐러드로 만들어 먹었다. 단 라이코펜의 흡수율 제고를 위해 토마토는 익혀서 먹었다.
- 샐러드드레싱으로는 곡물선식이나 야채스프를 이용했다.
- 양에 구애받지 않고 마음껏 먹었다.

점심 저녁은 현미잡곡밥에 채소반찬을 먹었다.

- 현미에 콩, 귀리, 팥, 수수, 보리 등, 잡곡을 섞어 현미잡곡밥을 만들어 먹었다.
- 반찬은 각종 채소류를 김치나 장아찌 형태로 만들어 먹었다.
- 마늘장아찌를 만들어 놓고 1년 내내 매일 먹었다.
- 브로콜리가루, 들깨가루, 강황가루 등 암에 좋은 식품의 가루를 양념 등으로 많이 활용했다.
- 김, 미역, 다시마, 톳, 꼬시래기 등, 해조류를 날것 그대로 먹었다.

유기농산물, 친환경농산물을 애용했다.

- 한살림 등, 전문업체를 통해 유기농산물을 애용했다.
- 로컬푸드 매장을 통해 영월에서 생산되는 농산물을 애용했다.

3. 먹는 습관과 방식을 바꿨다.

먹는 양을 줄이고 시간을 늘렸다.

- 과일과 채소는 양에 구애받지 않고 마음껏 먹었다.
- 식사량을 기존의 4분의 3 정도로 줄이고, 식사시간을 1시간 내외로 늘렸다. 식사시간 연장을 위해 태블릿으로 강연이나 강의를 보고 들으며 먹었다.
- 입에서 씹는 횟수를 기존보다 서너 배 늘렸다.

야식을 하지 않았다.

- 저녁을 먹고 난 뒤에는 물외에 아무 것도 먹지 않았다.
- 아침에도 과일과 채소 외에는 일절 먹지 않았다.

제5장

습관치유

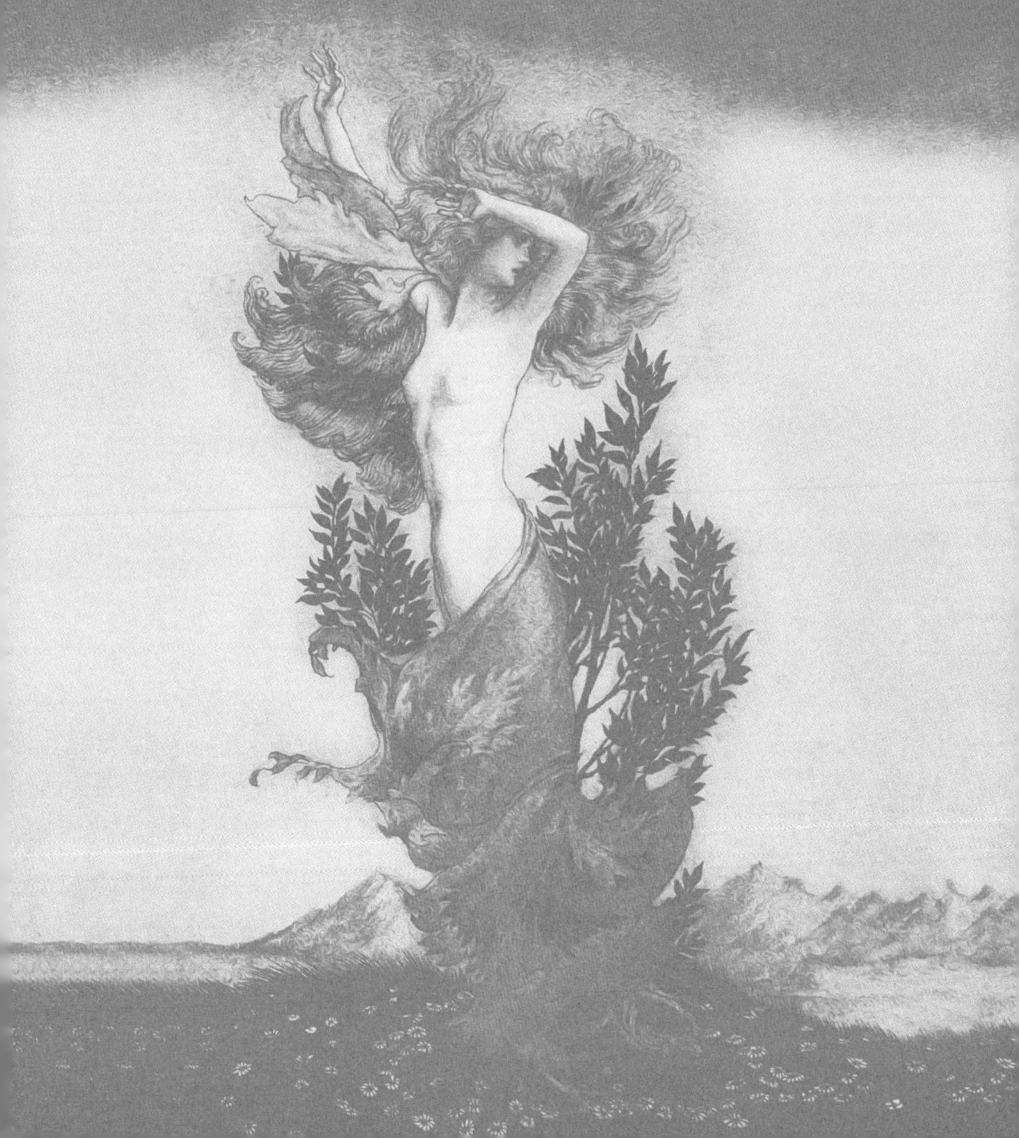

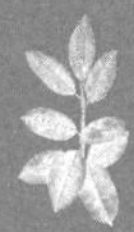

아침에 일어나면 명상을 했고,
하루 1만보 이상을 꼬박꼬박 걸었다.
지금까지 하루도 빼놓지 않고 반복하고 지속했다.
(……)
나는 다음과 같은 인디언들의 속담을 믿어 의심치 않는다.
"당신이 생각하고 있는 말을 1만 번 이상 반복하면
당신은 그런 사람이 된다."

35

걷고 또 걷다

아침 5시. 운동복으로 갈아입고 집을 나선다. 어둠을 밀어내며 여명이 밝아 온다. 새벽공기가 가슴을 파고든다. 숨을 크게 들이마신 후 천천히 내뱉는다. 박하사탕을 깨문 듯 가슴이 개운해진다. 폐에 쌓여 있던 노폐물이 씻겨 나가는 기분이다.

소담숲으로 방향을 잡고 천천히 걸음을 옮긴다. 마을 뒤편의 야트막한 동산을 따라 이어진 산길. 경사가 완만해 걷기에 좋고 길이도 짧아 천천히 걸어도 1시간이면 돌아올 수 있다. 아침산책을 즐기기에 더없이 좋은 길이다.

입구를 지나 산길로 접어든다. 새벽 기운을 받은 초목이 피톤치드를 내뿜으며 반긴다. 잠시 걸음을 멈추고 양팔을 벌려 심호흡을 한다. 10억 개가 된다는 폐포에 산소가 골고루 공급되도록 단전에 힘을 주고 두 번 세 번 반복한다. 몸이 가벼워지고 마음이 상쾌해진다.

주변에 피어 있는 들꽃을 바라보고 어쩌다 눈에 띄는 산딸기를 따 먹으며 산길을 걷는다. 정상에 있는 소담정에 올라 영월의 아침을 내려다보고, 뒤쪽으로 서강에 둘러싸인 청령포를 바라보기도 한다.

그렇게 한 시간 남짓 걸어 집으로 돌아오면 바로 앞에 있는 스포츠파크Sports Park로 향한다. 운동기구가 설치된 야외마당에서 팔운동, 가슴운동으로 하체에 비해 덜 움직인 상체를 단련한다. 기구를 옮겨가며 이마에 땀이 밸 정도로 반복한다. 그런 다음에야 목에 두른 수건으로 땀을 닦으며 집으로 돌아온다.

"사람에게는 걷는 것이 최고의 약이다."

히포크라테스가 한 말이다. 역시 '의학의 아버지'는 다르다. '음식으로 고치지 못하는 질병은 약으로도 고칠 수 없다'고 강조한 데 이어 걷기의 중요성까지 설파했으니 말이다. 더구나 2500년 전 그때는 걷는 게 삶이고 생활이던 시대였다. 그런 상황에서도 걷기를 강조했다는 것은 오늘의 우리에게 더 많은 것을 시사해 준다. 당시에 비해 10분의 1, 어쩌면 100분의 1도 걷지 않는 현실을 감안하면 걷기의 중요성은 아무리 강조해도 지나치지 않을 것이다.

걷기의 효과는 의학적으로도 잘 알려져 있다. 하루 30분 이상 걸으면 혈액순환 같은 심혈관계 기능, 호흡기 기능, 면역 기능, 허리와 다리의 근력 등 신체의 모든 기능이 증진된다. 체내에 쌓인 노폐물도 배출된다. 그래서 걷는 것을 건강의 기본으로 삼는다.

걷기의 효과는 특히 암환자에게는 절대적이다. 체내에 산소가 부족할 때 암세포가 생기고 성장하는 것을 감안하면, 맑은 공기를 마시며 걷는 것이 생명과 직결된다고 해도 지나친 말이 아닐 것이다. 걸을 힘만 있다면, 아니 없는 힘을 짜내서라도 걸어야 하는 이유가 여기에 있다.

음식관리와 더불어 운동을 병행키로 한 나는 걷기부터 시작했다. 몇 년 전까지 조기축구회에 가입해 공을 찼고, 근래에는 탁구를 쳤지만 다 미루고 걷는 것을 최우선으로 했다. '걷는 것이 최고의 약이다'라는 히포크라테스의 말도 감안했지만 매일 꾸준히 할 수 있다는 장점 때문이었다. 반복과 지속, 그것이 운동관리의 핵심이기 때문이었다.

시간은 아침 5시를 택했다. 식물들이 산소를 가장 많이 내뿜는 시간인 데다 상황에 구애받지 않고 꾸준히 할 수 있는 시간대였다. 아침식사 및 출근시간도 감안했다. 코스는 우선 걸어서 다닐 수 있는 소담숲과 스포츠파크를 택했다. 숲이 우거지고 초목이 많아 공기가 맑고 깨끗했다. 시간이 지나면서 물무리골이나 웰빙산소길 등 가까운 등산로로 폭을 넓혔다.

그때부터 나는 걷기 시작했다. 아침 5시면 정확히 집을 나서 걷고 또 걸었다. 비가 오면 우산을 쓰고 걸었고, 눈이 오면 모자를 뒤집어 쓰고 걸었다. 매일 정해진 시간에 산책을 해서 사람들이 그를 보고 시계를 맞췄다는 독일의 철학자 칸트처럼, 나 또한 5시면 어김없이 집을 나섰다. 다만 칸트가 한곳을 정해 매일 그 길을 걸었다면 나는 주변에 있는 여러 길을 번갈아 걷는 것이 달랐다.

저녁에는 하던 대로 탁구를 쳤다. 일주일에 두세 번씩 땀이 흠뻑 나도록 열심히 쳤다. 하지만 코로나19로 인해 탁구장 출입이 어려워져 저녁 또한 걷는 것으로 바꿨다. 식사를 한 뒤 산책 삼아 30~40분 가볍게 걸었다.

때마침 영월군 보건소에서 군민 걷기 캠페인을 전개했다. 하루 1만 보씩 한 달에 23만 보를 걸으면 선물을 주는 프로그램이었다. 어차피 걸어야 하는 내게 좋은 동기부여가 되었다. 휴대폰에 워크온 앱을 다운받아 설치하고 하루 1만 보를 목표로 삼았다. 아침에 7천 보, 저녁에 3천 보 정도로 했다. 적당한 목표였다. 그때부터 나는 매일 아침저녁으로 1만 보 이상 걸었고, 1년이 지난 지금도 변함없이 걷고 있다.

36

걷기 플러스 공부하기

나의 걷기는 조금 특별한 면이 있다. 유튜브 검색으로 시작한다. 아침이든 저녁이든 걸을 시간이 되면 휴대폰부터 꺼낸다. 유튜브에 접속해 듣고 싶은 강연이나 강의를 찾아 오디오 파일로 내려받는다. 아들이 사 준 무선 이어폰을 귀에 꽂고 파일을 재생해 듣기 시작한다. 그런 다음에야 운동복으로 갈아입고 집을 나선다.

아침저녁으로 걷는 것이 습관화되면서 걷는 시간에 대해 다시 생각하게 되었다. 하루 두 시간이면 일과의 15%에 해당하는 적지 않은 시간이다. 내 몸을 관리하는 귀한 시간이지만 걷기만 하기에는 아깝다는 생각이 들었다. 좀 더 유용하게 활용하고 싶었다.

그래서 생각한 것이 공부였다. 걷는 동안 오디오를 통해 공부를 하자는 것이었다. 그렇지 않아도 음식과 몸에 대해 공부하고 있으니 걷는 시간을 활용해 효과를 높이자는 생각이었다. 유튜브는 정말 무한의 세계였다. 자연치유, 식물식 치유가 제한된 전문분야라 공부할 자료가 있을까 걱정도 했지만 기우였다. 다양한 자료가 줄줄이 이어졌다. 물론 소음(?)에 해당하는 것들이 많아 변별이 필요했지만 그동안의 공부를 통해 그 정도의 능력은 갖추고 있었다.

그때부터 나는 걸으면서 들었고 들으면서 걸었다. 이해가 어려운 것은 몇 번이고 반복해 들었다. 그러자 식사시간에 이어 또 하나의 공부시간이 만들어졌다. 식사시간 3시간에 걷는 시간 2시간, 적어도 매일 5시간씩 공부를 하게 된 것이었다.

시간이 지나면서 공부의 폭과 내용이 확대되었다. 음식과 신체에 집중되었던 것이 마음과 영성 등 내면의 심리를 이해하는 방향으로 나아갔다. 심리학을 비롯해 사상과 철학, 종교, 문학 등에 관한 강연이나 강의를 더 많이 찾고 더 자주 듣게 되었다. 건강과 질병이 몸의 문제인 동시에 마음의 문제라는 것을 깨달았기 때문이다.

정신신체의학에 의하면 몸과 마음은 서로 연결되어 있으며 따로 분리해 생각할 수 없다. 우울, 불안, 분노 같은 감정이 신경내분비계를 통해 생리활동에 영향을 주고, 반대로 신체의 생리활동이 마음에 영향을 미친다. 그러니 몸을 치유하기 위해서는 마음에 대한 치유가 병행되어야 한다.

그래서 나는 마음공부에도 심혈을 기울였고, 그 방안으로 걷는 시간을 활용했다. 독서채널을 비롯해 심리, 명상, 철학, 문학에 관한 유튜브 채널을 구독해 걸을 때마다 들었다. 듣기 위해 걷기도 했다. 그렇게 나는 신체와 마음의 조화와 균형을 도모했다.

37

재미와 의미를 습관화하다

물무리골을 걷다가 '치유의 숲'으로 넘어가는 고갯마루에 이르면 걸음을 멈춘다. 휴대폰을 꺼내 오디오를 정지시키고 이어폰을 뺀다. 한쪽에 있는 아름드리 소나무 아래에 서서 심호흡을 한다. 마음이 평온해지기를 기다려 몸속에 있는 100조 개의 세포와 대화를 한다.

"내가 무지해서 그동안 제대로 돌보지 못했다. 미안하다. 늦게라도 깨닫고 너희에게 좋은 것만 먹고 좋은 것만 마시기 위해 노력하고 있다. 그러니 지난 일은 다 잊어버리고 본래의 모습을 회복하는 데 힘써 주길 바란다."

나는 손으로 가슴과 배를 쓰다듬으며 조용히 몸의 반응을 살핀다. 고개를 지날 때마다 걸음을 멈추고 같은 대화를 반복한다.

스포츠파크를 걸을 때에는 풋살장 옆에 있는 숲속쉼터를 이용한다. 그곳에 이르면 영화 〈맘마미아〉의 장면처럼 양팔을 벌리고 경쾌하게 몸을 흔들며 나무 사이를 뛰어다닌다. "따라라라 따라라라 딴따따, 따라라라 따라라라 딴따따……." 내키는 대로 리듬을 맞추며 팔짝팔짝 뛰기도 한다. 사람이 없을 때는 머리를 흔들며 막춤을 추기도 한다. 다른 곳에서는 아니다. 그곳에만 가면 저절로 그렇게 된다.

물론 처음부터 그런 건 아니다. 걷기를 즐기기 위해서는 의미나 재미가 더해져야 한다는 생각에 그곳에 가면 의식적으로 그렇게 행동했다. 그것이 한 달 두 달 반복되면서 몸에 뱄고, 이제는 의식하지 않아도 몸이 알고 반응할 정도로 습관화가 된 것이다.

공부를 할수록 몸관리에 있어 마음이 얼마나 중요한지 점점 더 실감하게 되었다. '생각이 바뀌면 행동이 바뀌고 몸이 달라진다'는 것을 확신하게 되었다. 제6장에서 자세히 언급하겠지만 나는 마음을 관리하는 데에도 심혈을 쏟았다. 모든 것을 긍정적으로 생각하고, 언제나 밝고 활기찬 기분을 유지하려고 의식적으로 노력했다.

하지만 마음을 관리한다는 것이 그렇게 만만하지 않았다. 형체도 없이 바람처럼 떠도는 마음인지라 붙잡는 것부터 쉽지 않았다. 조금만 방심하면 슬그머니 달아나고, 의식적으로 붙잡고 있어도 어느 순간 미꾸라지처럼 빠져나갔다. 어떻게 하면 긍정적인 생각을 지속할 수 있을까? 어떻게 하면 밝고 활기찬 기분을 유지할 수 있을까? 고민한 끝에 걷기와의 연계를 생각했다. 매일 아침저녁으로 걷고 있으니 그때만이라도 의식하자는 것이었다.

나는 자주 걷는 길마다 마음에 드는 장소를 한 곳씩 골랐다. 걷다가 그곳에 이르면 의식적으로 특정 행동을 반복했다. 물무리골 고갯마루와 강가당골 정상에서는 걸음을 멈추고 몸속의 세포들과 대화를 나눴다. 스포츠파크 숲속쉼터와 소담숲 정자에서는 몸을 흔들며 막춤을 추었다. 그런 행동을 통해 긍정적인 마음과 활기찬 기분을 유지하자는 것이었다. '마음이 행동에 영향을 미치지만 행동 또한 마음에 영향을 미친다'는 리처드 와이즈먼Richard Wiseman의 말을 생활에 적용한 것이었다.

물무리골 고갯마루나 스포츠파크 숲속쉼터가 물리적으로 달라진 것은 하나도 없다. 하지만 내게는 완전히 다른 장소가 되었다. 몸속의 세포와 대화를 나누는 명상의 장소가 되었고, 마음을 달래고 기분을 풀어 주는 힐링의 장소가 되었다. 그러다 보니 몸이 좀 찌뿌둥하거나 기분이 울적할 때는 일부러 그곳을 찾기도 한다.

그러한 경험을 통해 나는 또 하나의 사실을 확인했다. '내가 그의 이름을 불러 주었을 때 그는 나에게로 와서 꽃이 되었다'는 김춘수 시인의 시가 꼭 사람에게만 해당되는 것은 아니라는 것을 말이다.

38

크고 깊은 호흡을 하다

사람은 음식을 먹지 않고도 몇 주는 살 수 있다. 물을 마시지 않고도 며칠은 버틸 수 있다. 하지만 숨을 쉬지 않으면 단 몇 분도 견디지 못하고 죽는다. 호흡은 그만큼 생명에 즉각적인 영향을 미친다. 물이나 음식보다 공기가 더 중요하다.

각종 연구에 따르면 인간은 하루에 1만 번 이상 호흡을 한다. 이 과정을 통해 8,000L 이상의 공기가 몸속으로 들어오고, 공기 속의 산소가 혈관을 통해 온몸에 공급된다. 우리 몸을 구성하는 100조 개의 세포는 이 산소를 받아 활동에 필요한 에너지를 만든다. 호흡의 중요성은 아무리 강조해도 지나치지 않다.

호흡에는 입으로 하는 호흡과 코로 하는 호흡, 두 가지 방식이 있다. 입호흡은 세균을 비롯한 외부 유해물질이 공기를 따라 유입되기 때문에 여러 가지 질환을 유발할 수 있다. 또 차고 건조한 공기가 바로 유입되어 목과 호흡기가 건조해지기 쉽다. 호흡기가 건조하면 바이러스나 세균의 침투가 용이해진다.

반면 코로 호흡을 하면 콧속의 털과 점액이 외부에서 들어오는 유해물질을 걸러 낸다. 특히 박테리아나 곰팡이 같은 미생물이 들어오면 콧물이나 재채기를 통해 배출한다. 또 공기가 점액을 만나 습하고 따뜻해지기 때문에 목이나 폐가 건조해지는 것도 막을 수 있다. 코호흡이 중요한 이유가 여기에 있다.

호흡에 대해 공부하면서 나는 또 하나의 중요한 사실을 인식했다. 배를 이용해 크고 깊은 호흡을 해야 한다는 것이다.

우리가 호흡을 할 때마다 평균 500cc의 공기가 들어오고 나간다. 그중 150cc는 공기가 드나드는 통로(전도영역)에 남기 때문에 산소의 교환에 이용되는 공기는 350cc밖에 되지 않는다. 반면 호흡을 크고 깊게 해서 1,000cc의 공기를 흡입하면 150cc를 제외해도 850cc가 교환에 이용된다.

500cc 호흡을 10번 하는 것과 1,000cc 호흡을 5번 하는 것은 호흡량에 있어 5,000cc로 동일하다. 하지만 산소 공급에 이용되는 양은 3,500cc(350cc x 10회)와 4,250cc(850cc x 5회)로 차이가 크다.

암은 산소 공급이 원활하지 못할 때 발생하고 성장한다. 종양이 된 뒤에도 산소를 충분히 공급하면 활동을 억제할 수 있다. 이와 관련된 연구 결과가 대한간호학회지에 발표되기도 했다. 암 수술과 항암 치료를 마친 30~60세 여성을 대상으로 4주간 복식호흡을 시켰더니 면역력과 관계있는 T세포 수치가 증가했다는 것이다. 암환자는 더더욱 복식호흡을 해야 한다.

복식호흡은 또 마음에 직접적인 영향을 미친다. 호흡이 빠르고 얕으면 몸이 긴장되고 마음이 급해진다. 반면 천천히 깊게 하면 긴장이 풀리고 마음도 안정된다. 호흡을 어떻게 하느냐에 따라 몸이 바뀌고 마음이 달라진다.

지금까지 나는 입호흡을 많이 했다. 의식하지 못할 때는 알 수 없지만 의식할 때는 입으로 많이 했고, 또 그렇게 하려고 노력했다. 힘든 일이나 운동을 할 때면 입을 동그랗게 오므리고 리듬에 맞춰 숨을 들이마시고 내쉬었다. 숨이 좀 가쁘기는 했지만 그렇게 하는 것이 편하고 힘도 덜 들었다. 그래서 일부러 입호흡을 했는데, 그게 유해물질을 끌어들이고 암을 발병시킨 원인 중 하나가 되었다니 한심하고 어이가 없었다.

이를 인식한 나는 곧바로 호흡을 바꿨다. 명상을 할 때면 의식적으로 복식호흡을 했고 걸을 때도 심호흡을 하려고 노력했다. 하지만 쉽지 않았다. 복식호흡을 하는 것도 힘들었지만 호흡을 의식하는 것이 더 힘들었다. 신경을 쓰고 집중을 해도 그 순간뿐이었다. 이내 다른 생각이 끼어들고 호흡에 대한 인식은 사라졌다. 인식하지 못한다는 것은 예전의 호흡으로 돌아갔다는 것을 의미했다.

뭔가 다른 방법이 필요했다. 나는 리듬을 떠올렸다. 일정한 리듬에 맞춰 호흡을 하면 의식하기가 쉽고 습관화도 잘될 것 같았다. 그 방법을 걷는 데 적용했다. 걸을 때마다 일정한 리듬에 맞춰 걷고 그 리듬에 따라 복식호흡을 했다. "흐-흡-후-우, 흐-흡-후-우, 흐-흡-후-우……" 하는 식으로 코를 이용해 4박자 리듬으로 숨을 들이쉬고 내쉬며 걸음을 옮겼다. 크고 깊은 호흡을 의식해 느린 템포로 리듬을 맞췄다.

조금 빨리 걸을 때는 6박자 리듬으로 바꿨다. "흐-으-흡-후-우-우, 흐-으-흡-후-우-우, 흐-으-흡-후-우-우, ……." 걷다 보면 가끔씩 뛰고 싶을 때가 있다. 그럴 때는 좀 더 빠른 8박자 리듬에 맞췄다. "흐-으-으-흡-후-우-우-우, 흐-으-으-흡-후-우-우-우, 흐-으-으-흡-후-우-우-우……."

그렇게 리듬을 맞추니 숨쉬기가 훨씬 편하고 걷거나 뛰기도 쉬웠다. 걸을 때마다 반복하자 몸이 그 리듬을 기억해 저절로 심호흡이 되었다. 습관화가 되어 걸을 때만큼은 심호흡을 하게 된 것이었다.

39

약과 독

조직검사를 위해 입원을 했을 때였다. 그러니까 몸관리를 시작하고 두 달 반쯤 지났을 무렵이다. 검사를 마치고 퇴원수속을 하는데 간호사가 약을 한 봉지 건네주었다. 일주일 치라며 식후에 한 봉씩 꼭 챙겨 먹으라고 덧붙였다.

예전 같으면 군말 없이 받았을 것이다. 하지만 두 달 반의 공부는 나를 다르게 만들었다. 약을 꺼내 내용물부터 확인했다. 봉지마다 알약이 세 개씩 들어 있었다. 나는 간호사를 붙잡고 물었다.

"이게 무슨 약이에요?"

"이건 진통제, 이건 소화제, 그리고 이건 항생제예요."

간호사는 알약 하나하나를 가리키며 설명해 주었다.

"아무런 통증도 없는데 일주일씩이나 먹어야 해요?"

조직검사를 끝내고 두세 시간 쉬면서 추이를 지켜본 뒤였다. 별다른 후유증도 통증도 없었다.

"그래도 혹시 모르니 꼭 챙겨 드세요."

나는 대답하지 않았다. 진통제와 소화제는 퇴원 당일만 먹고 다음날부터 먹지 않았다. 통증도 없고 소화도 잘되는데 먹을 이유가 없었다. 간호사의 말처럼 혹시나 싶어 보관만 했다. 항생제는 사흘 동안 먹었다. 몸속의 상황을 알 수 없어 내 나름대로 만전을 기한 것이었다.

약은 독이다. 공부를 하면서 깨달은 핵심 내용 중 하나다. 약은 치료를 목적으로 한다. 치료는 우리 몸에 침투한 세균이나 바이러스를 공격해 제거하는 것이요, 그런 기능을 하는 것은 독이다. 약이 독이 될 수밖에 없는 이유다.

문제는 약이 병균에만 작용하지 않고 몸속의 정상세포나 조직에도 똑같이 작용한다는 사실이다. 그러니 병균에 감염된 세포에게는 약이 되지만 정상조직이나 세포에는 독이 될 수밖에 없다. 항암제를 보면 알 수 있다. 암세포를 죽이고 종양을 파괴해 암을 치료하지만 동시에 정상조직과 세포도 파괴해 면역력을 떨어뜨린다. 탈모 증상을 비롯해 암환자에게 나타나는 각종 부작용이 바로 그 때문이다. 정도의 차이가 있을 뿐 모든 약이 다 이러한 이중성을 갖고 있다.

그러니 가능하면 먹지 말아야 한다. 불가피하게 복용할 때에도 최소화해야 한다. 그래야 부작용 또한 최소화할 수 있다. 약의 치료효과는 사람마다 다르게 나타난다. 같은 질병이라도 건강하고 면역력이 강한 사람은 약이 필요 없을 수 있고, 반대의 경우에는 더 오랫동안 복용해야 할 수도 있다. 그러니 환자의 상태에 따라 복용기준이 다를 수밖에 없다.

하지만 현실은 그렇지 않다. 병원에서는 환자에 상관없이 질병에 따라 처방한다. 같은 질병이라면 누구에게나 같은 처방을 한다. 그것도 '만일의 경우'에 대비해 허약하고 면역력이 떨어지는 환자를 기준으로 한다. 대다수의 보통 사람들에게는 과다한 처방이 될 수밖에 없다. 이런 말은 하고 싶지 않지만 그것이 병원의 수익과 직결된다는 것 또한 부정할 수 없다.

그러니 의사만 믿고 무조건 따를 일이 아니다. 내가 주치의가 되어 내 몸을 알고, 내 몸의 반응을 살펴 복용 여부와 기간 등을 판단해야 한다. 그래야 약이 독이 되는 것을 막을 수 있다.

조직검사 후의 그때를 제외하고 지금까지 나는 어떠한 약도 먹지 않았다. 증상이 없는 것은 아니었다. 방광이 묵직해지고 잔뇨, 세뇨, 급박뇨 같은 배뇨장애가 심할 때도 있었다.

그럴 때에도 나는 약을 찾기에 앞서 증상의 원인을 먼저 생각했다. 상태가 악화되기 때문에 나타나는 증상일 수 있지만 치료과정에서 나타나는 증상일 수도 있다고 생각했다. 면역세포가 종양과 맞서

싸우는 과정에서 나타나는 증상이자 통증일 수 있다고. 혈압과 피부, 모발 등 신체의 다른 부위에서 나타나는 긍정적인 효과를 감안하면 후자에 더 가까울 수 있었다.

그런 상황에서 약을 복용하면 세포의 면역력을 떨어뜨리고 종양의 내성을 길러 주는 역효과가 나타날 수 있었다. 그래서 나는 참고 견디며 증상의 변화를 면밀히 검토했다.

나는 또 정제식품이나 기능성식품도 먹지 않았다. 인터넷이나 유튜브를 검색하다 보니 전립선암에 좋다는 이런 저런 기능성 식품들이 많았다. 하얀 가운을 입은 의사나 영양학자가 직접 나와 치료사례를 소개하며 홍보하는 경우도 있었다.

하지만 나는 어떠한 관심도 보이지 않았다. 그동안의 공부를 통해 세포의 기능과 작용은 특정 성분이 아니라 전체의 조화와 균형 속에서 이루어진다는 확신을 갖게 되었고, 특정 성분만 추출한 정제식품은 오히려 그것을 해칠 수 있다고 판단했다. 나는 오직 내 몸의 치유능력을 믿었고 과일과 채소와 통곡물을 통해 다양한 영양소를 함께 섭취하는 데 전력했다. 그것이 근본적인 치료요, 심신을 되살리는 양생의 길이라 확신했기 때문이다.

40

디오게네스와 거풍擧風

그리스를 정복한 알렉산더Alexander 대왕이 괴짜 철학자 디오게네스Diogenes를 찾아갔다. 다른 학자들과 달리 자신에게 인사를 오지 않았기 때문이다. 디오게네스는 볕이 잘 드는 곳에서 일광욕을 즐기고 있었다. 대왕이 직접 찾아왔는데도 꿈쩍도 하지 않았다. 대왕은 기분이 언짢았지만 내색하지 않고 말했다.

"그대가 원하는 건 무엇이든 들어줄 수 있으니 말해 보라."

그러자 디오게네스가 했다는 말이 2천 년이 지난 지금까지도 회자되고 있다.

"햇빛을 가리지 말고 옆으로 조금만 비켜 서 주면 좋겠소."

제국의 왕 앞에서도 담담했던 디오게네스의 태도를 언급할 때 인용되는 말이다. 하지만 나는 무리가 따르더라도 해석을 좀 날리하고 싶다. 실제로 그는 대왕의 선물보다 한 줌의 햇빛을 더 중요하게 여겼다고 말이다. 햇빛이 우리의 몸과 마음에 얼마나 큰 영향을 미치는지 깨달았기 때문이다.

레이먼드 프랜시스에 의하면 햇빛은 자연이 주는 가장 강력한 치유물질이다. 우리 몸의 세포는 빛에 의해 활성화되는 수용체를 가지고 있으며, 이것이 작동하면 암을 방어하는 생물학적 반응을 비롯해 여러 가지 유익한 효과가 발생한다.

햇빛은 백혈구 숫자를 늘려 면역체계를 강화하고 적혈구 생성을 자극해 혈액의 산소 함유량을 높인다. 햇빛 속에 있는 청색광선은 피부에 있는 T세포를 활성화해 면역기능을 강화한다. 가장 중요한 영양소의 하나로 알려진 비타민D도 햇빛을 통해 얻을 수 있다.

햇빛은 또 혈압을 낮추고 콜레스테롤과 중성지방을 줄인다. 혈당을 낮추고 간 기능을 강화하는 효과도 있다. 또 햇빛을 쬐면 밤에 멜라토닌 분비가 촉진되어 숙면을 취할 수 있다. 햇빛이 잘 드는 병실에 입원한 환자들이 그늘진 병실의 환자들보다 빠르게 회복된다는 사실 또한 자연위생학자들의 연구에 의해 밝혀졌다. 이처럼 햇빛은 생명의 근원일 뿐 아니라 신체 건강과 질병 치료에 있어서도 절대적인 역할을 하고 있다.

조선시대 결혼풍속 중에 삼금이행법三禁二行法이라는 것이 있다. 혼인을 앞둔 남녀는 세 가지를 금하고 두 가지를 해야 한다는 것이었다.

해야 할 두 가지 중 하나가 기氣 수련이었다. 날을 잡으면 남자는 '거풍'擧風이라 해서 바위 위에 알몸으로 누워 햇빛을 받는 수련을 했다. 여자는 밤에 달빛을 받아 마시는 '달 마시기'를 했다. 정양正陽인 태양과 정음正陰인 달의 기운을 받아 부부의 몸에 음양의 기운이 충만하도록 한 것이었다. 남자의 경우 햇빛을 얼마나 중요하게 여겼는지 미루어 짐작할 수 있다.

나도 수시로 거풍을 했다. 주말이나 휴일에는 베란다에 나가 상의를 걷고 하의를 내린 다음 자리를 잡고 누워 온몸으로 햇빛을 받았다. 책을 읽거나 영상을 보면서 정양의 기운이자 가장 강력한 자연치유물질인 햇빛을 충분히 누렸다.

이러한 '거풍'이 생리적으로 어떤 기능을 어떻게 했는지, 전립선암 극복에 어느 정도 도움이 되었는지 논리적으로 설명할 수는 없다. 하지만 체온을 올리고 피를 잘 순환시키고 밝고 긍정적인 마음을 유지하는 데 도움이 된 것은 분명하다. 나는 그것을 몸과 마음으로 느꼈다. 그래서 지금도 기회 있을 때마다 베란다에서의 '거풍'을 즐긴다.

41

미인은 잠꾸러기?

'미인은 잠꾸러기'

오래전에 유행한 화장품 광고 카피다. 당대의 미녀배우 이미연씨를 내세워 자사의 화장품이 피부개선 효과가 뛰어나다는 것을 부각시킨 광고로 기억된다. 당시에는 그저 여성들의 감성을 자극하는 세련된 카피 정도로 인식했는데 지금 생각해 보면 꽤 과학적인 표현이 아니었나 싶다. 잠을 얼마나 잘 자느냐에 따라 피부결과 주름, 톤, 색 등이 다 달라지기 때문이다.

각종 자료에 따르면 수면은 피부에 영양과 산소를 공급해 주고, 피부조직을 회복시켜 주며, 심신의 피로 회복을 도와준다. 그래서 수면이 부족하면 과로, 불면, 영양 불균형, 변비, 빈혈, 호르몬 이상 분비 등 다양한 질환에 시달리게 된다. 건강한 몸과 깨끗한 피부가 미인의 조건이라면 적절한 수면이 미인을 만든다고 해도 틀린 말이 아닌 것이다. '미인은 잠꾸러기'라는 광고 카피는 숙면의 효과를 상징적으로 표현하는 세련된 문장으로 볼 수 있다.

많은 사람들이 그렇듯 나 또한 잠을 휴식의 시간, 여유의 시간으로 알았다. 여유가 있어 충분히 자면 좋지만, 바쁠 때는 안 자도 되는 것으로 여겼다. 공부를 하면서 그것이 얼마나 안일한 생각이었는지 알게 되었다. 잠이 휴식이 아니라 몸과 마음을 치료하는 치유의 시간이라는 사실을 나는 분명히 인식했다.

우리의 몸은 잠을 자면서도 바쁘게 활동한다. 조직을 수선하고, 치유하고, 기관과 세포에 연료를 충전하고, 노화된 세포를 새로운 세포로 바꾼다. 이때의 세포 재생산 속도는 깨어 있을 때보다 2배 이상 빠르다. 한마디로 우리 몸은 잠잘 때를 이용해 제반 기능을 재정비하는 것이다. 수면이 얼마나 중요한지 미루어 짐작할 수 있다.

잠이 중요한 또 하나의 이유는 멜라토닌Melatonin이라는 호르몬 때문이다. 멜라토닌은 활성산소를 해독하고 NK세포의 기능을 활성화하는 등 면역력 강화에 있어 중요한 역할을 하는데 수면 중 뇌에서 분비된다.

그러니 암환자에게는 숙면이 특히 중요하다. 잠을 잘 자야 멜라토닌을 비롯한 각종 호르몬이 균형 있게 분비되어 암이 악화되는 것을 막을 수 있다. 미국 스탠퍼드 대학의 데이비드 스피겔David Spiegel 박사는 '잠을 제대로 못 자면 코르티솔, 멜라토닌, 에스트로겐 등 암과 연관 있는 호르몬의 불균형이 초래되어 암세포 증식이 가속화될 수 있다'고 경고했다.

잠은 또 얼마나 자느냐 못지않게 '언제 자느냐'도 중요하다. 잘 때 자고 일어날 때 일어나야 치유력을 높일 수 있다. 멜라토닌 등이 가장 활발하게 활동하는 시간은 밤 11시부터 새벽 2시 사이로 이때 약 70%가 분비된다. 그러니 11시 전에는 잠자리에 들어야 한다. 그래야 잠의 치유력을 최상의 상태로 만들 수 있다.

예전부터 나는 아침형 인간이었다. 밤 11시를 전후해 자고 아침 5시를 전후해 일어났다. 수면시간이 6시간 내외로 다소 적은 편이었지만 생활하는 데 불편을 느낄 정도는 아니었다.

일상치유를 시작한 이후 잠자는 시간을 더 빨리했다. 늦어도 10시 전에는 잠자리에 들었다. 그 때문인지, 아니면 전립선암으로 인한 야간뇨 증상인지 중간에 한 번씩 깨는 버릇이 생겼다. 많을 때는 두 번 세 번 깨기도 했다. 그리고 새벽 3~4시 사이에 일어났다.

대여섯 시간으로 수면시간이 짧은 데다 중간에 한두 번씩 깨니 수면의 질이 좋을 리 없었다. 무기력하거나 피로감을 느낄 정도는 아니었지만 하품이 나고 졸리는 것은 피할 수 없었다.

나는 수면의 질을 높이기 위해 많은 노력을 기울였다. 우선 전자기기를 멀리했다. 전자기기에서 나오는 청색광Blue Light이 숙면을 방해

한다는 전문가들의 지적에 따라 저녁 9시 이후로는 TV도 보지 않고 휴대폰도 만지지 않았다. 형광등을 켜 둔 채 누워서 TV를 보거나 휴대폰을 만지작거리며 잠들던 나로서는 쉽지 않은 일이었다. 일종의 금단현상마저 나타났다. 그래도 책을 읽거나 잔잔한 음악을 들으며 견뎠다.

10시가 되면 형광등을 비롯해 모든 빛을 끄고 침대에 누웠다. 복식 호흡으로 심신을 이완시키며 잠을 청했다. 잠이 오지 않을 때에는 그 상태로 명상을 했다. 그러자 중간에 깨는 횟수가 줄어들고 오후의 졸음도 개선되는 등 어느 정도 효과가 있었다. 하지만 나이 탓인지 완전히 개선되지는 않았다. 더 많은 공부와 노력으로 개선해야 할 앞으로의 숙제가 아닐 수 없다.

42

반복과 지속의 힘

내가 살고 있는 이곳 영월의 주천강에는 요선암邀仙岩이라는 특별한 바위가 있다. '신선이 노닐던 바위'라는 뜻으로 영월을 대표하는 10경 중 하나다. 바위 위에는 돌개구멍이라 해서 항아리처럼 움푹 파인 구멍이 많은데 도자기를 빚은 듯 매끄럽고 미려하다. 물결에 떠내려온 모래와 자갈이 소용돌이치면서 만들어진 것이라 한다.

모래와 자갈이 소용돌이쳐 항아리 같은 구멍을 내려면 얼마나 오랫동안 부딪쳐야 할까? 수천, 수억 년에 걸쳐 만들어진 자연의 신비가 보는 사람마다 눈을 치뜨고 입을 벌리게 한다.

요선암을 볼 때마다 나는 반복과 지속에 대해 생각한다. 사실 모래와 자갈이 부딪친다고 바위가 패이지는 않는다. 부딪친 흔적조차 남지 않는다. 하지만 부딪침이 무수히 반복되고 지속되면 상황이 달라진다. 바위도 주물러 돌개구멍까지 만들어 낸다.

아무리 작고 사소한 것이라도 무수히 반복되고 지속되면 강력한 힘을 발휘한다. 나는 그것을 '반복과 지속의 힘'이라 부른다. 그리고 그것이야말로 세상에서 가장 크고 강력한 힘이라는 것을 믿어 의심치 않는다.

생각해 보면 암 또한 반복과 지속의 결과다. 잘못된 식습관이 오랫동안 반복되고 지속되면서 암세포가 악성 종양으로 성장한 것이다.

전문가들에 의하면 암 종양이 검진으로 확인되기 위해서는 콩알 정도의 크기가 돼야 한다. 그렇게 되기까지 최소한 십수 년, 많게는 수십 년이 걸린다. 그래서 암을 만성질환이라 부른다.

뒤집어 생각하면 치유 또한 마찬가지다. 수십 년에 걸쳐 만들어진 것을 하루아침에 되돌릴 수는 없다. 물론 수술을 통해 종양을 제거할 수는 있다. 하지만 그것은 증상을 없앤 것일 뿐 암을 치료한 것이 아니다. 암의 원인이 세포의 기능 이상이라면 세포가 본연의 기능을 회복하는 것이 치유요, 여기에는 많은 시간과 노력이 필요하다.

다행인 것은 생길 때만큼은 아니라는 사실이다. 본래의 상태가 변형되는 것보다 변형된 것을 본래의 상태로 되돌리는 것이 훨씬 쉽고 빠르기 때문이다.

일례로 산돼지를 집돼지로 만드는 데에는 많은 시간과 노력이 필요하다. 돼지 본래의 습성을 바꿔야 하기 때문이다. 반면 집돼지를 산돼지로 만드는 것은 훨씬 쉽다. 산돼지의 환경에 풀어놓으면 된다. 집돼지에게는 산돼지의 본성이 그대로 남아 있기 때문이다.

질병 없이 건강한 것이 사람 몸의 본래 모습이다. 내 몸 또한 마찬가지다. 암은 건강한 내 몸에 생긴 일종의 변형이요, 암을 치유한다는 것은 본래의 내 몸을 회복하는 것이다. 그런 만큼 생길 때보다 적은 시간과 노력으로도 회복이 가능하다고 판단하고, 거기에서 나는 위안과 용기를 얻었다.

그러한 인식을 바탕으로 나는 하루도 빠짐없이 일상치유를 실천했다. 매일 아침 과일과 채소를 먹었고, 점심과 저녁에는 현미잡곡밥에 채소반찬을 먹었다. 아침에 일어나면 명상을 했고, 하루 1만 보 이상을 꼬박꼬박 걸었다. 부정적인 말과 생각을 버리고, 긍정적인 말과 생각만 했다. 지금까지 하루도 빼놓지 않고 반복하고 지속했다. 눈이 오든 비가 오든 달라지지 않았다.

어떠한 환경에서도 묵묵히 실천한 '반복과 지속의 힘'. 지금 와서 뒤돌아보면 암을 극복하고 심신을 재생한 최고의 비법은 바로 그것이었다. 그래서 나는 다음과 같은 인디언들의 속담을 믿어 의심치 않는다.

"당신이 생각하고 있는 말을 1만 번 이상 반복하면 당신은 그런 사람이 된다."

습관치유

1. 매일 아침 5시부터 1시간(7천 보 내외),

저녁식사 후 30분(3천 보 내외) 정도 걸었다.

- 가까운 동산과 공원의 초목 우거진 길을 걸었다.
- 워크온 앱을 다운받아 매일 1만 보 이상 체크하며 걸었다.
- 이어폰으로 일상치유에 관한 강연을 들으면서 걸었다.
- 걷거나 뛸 때 일정한 리듬에 맞춰 복식호흡을 했다.

2. 주말이나 휴일에 일광욕을 했다.

- 베란다에 옷을 벗고 누워 온몸으로 햇빛을 받았다.
- 일주일에 한 번씩 사우나에서 땀을 빼고 온욕을 했다.

3. 밤 10시 전에 취침하고 새벽 4시에 일어났다.

- 저녁 9시 이후로는 전자기기를 멀리했다.
- 밤 10시에 모든 빛을 차단하고 누워 복식호흡을 하면서 잠을 청했다.

4. 약은 꼭 필요한 경우에 한해 최소한으로 먹었다.

- 약은 독이라는 생각으로 가능하면 먹지 않았다.
- 불가피한 경우에도 성분 등을 확인해 최소한도로 먹었다.
- 특정 성분만 추출한 정제식품이나 기능성식품은 먹지 않았다.

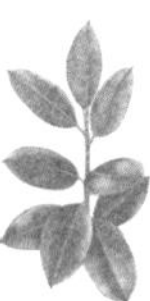

제6장

마음치유

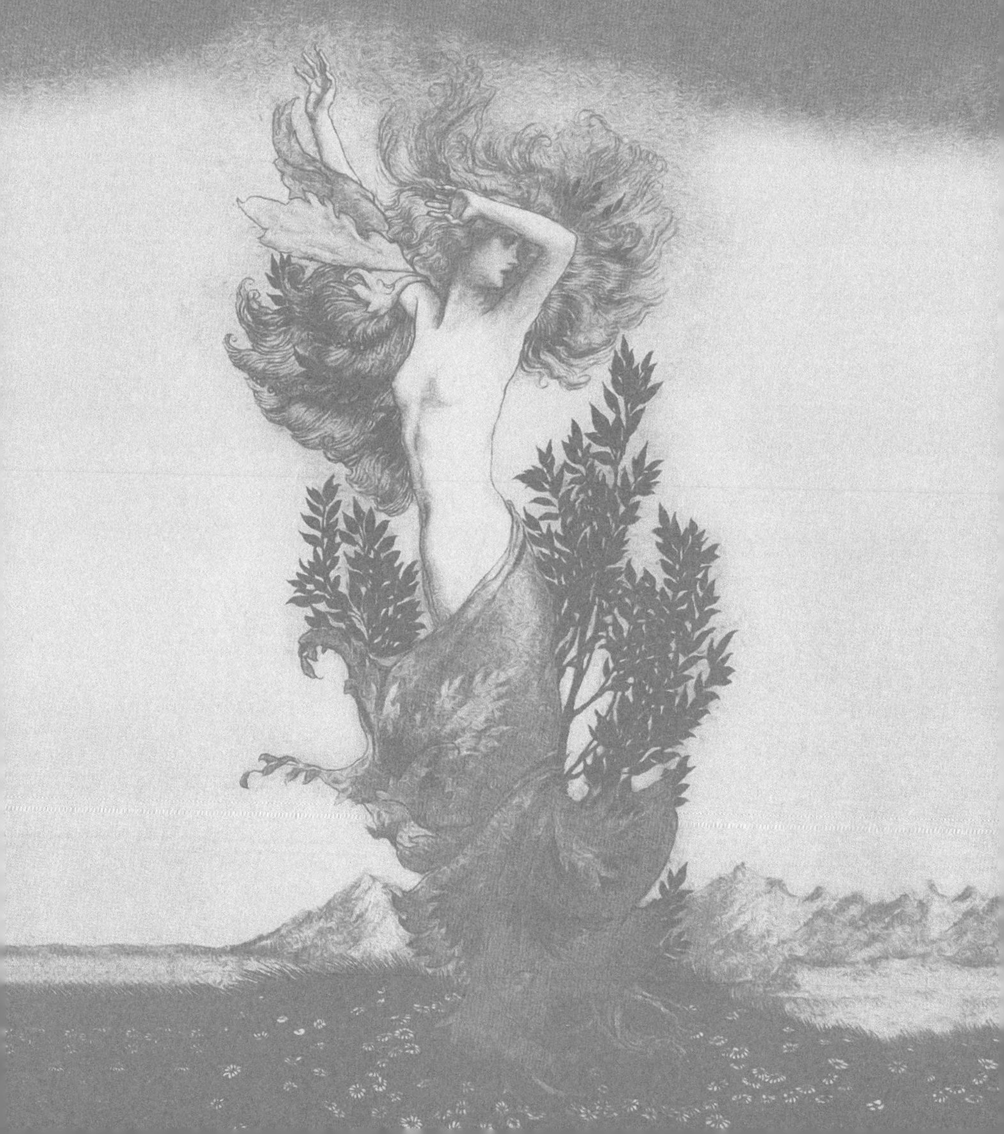

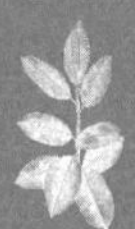

용감한 사람처럼 행동하면 실제로 용감해진다.
웃는 표정을 지으면 실제로 행복감이 증가하고,
찌푸린 표정을 지으면 실제로 불쾌해진다.
(……)
지금 나의 모습은
의식하지 못했어도 내가 의도적으로 선택한 결과다.
또한 내가 바라는 미래의 내 모습은
지금 달성된 것처럼 상상하고 행동함으로써
이룰 수 있다.

43

일체유심조一切唯心造

일체유심조. 당나라로 유학을 가던 원효대사가 해골바가지에 담긴 물을 마시고 깨달았다는 진리다. '모든 것은 마음이 만들어 낸다'는 뜻으로 마음의 작용을 거론할 때 자주 인용된다.

원효의 깨달음은 1,500년이 지난 지금 양자물리학에 의해 입증이 되고 있다. 양자물리학에 따르면 만물은 미립자로 구성되어 있다. 만물을 쪼개고 쪼개서 더 이상 쪼갤 수 없는 상태의 입자를 말한다.

그런데 이 미립자가 입자인 동시에 파동이라는 사실이 그 유명한 '이중슬릿실험'을 통해 밝혀졌다. 실험에 따르면 미립자는 보이지 않을 때에는 물결 형태의 파동으로 존재하다가 관찰을 하면 알갱이 같은 입자로 변한다. 누가 어떤 의도를 품고 바라보는 순간 눈에 보이는 현실로 나타나는 것이다. 깊은 마음으로 바라보면 깊게 나타나고,

얕은 마음으로 바라보면 얕게 나타난다. 이러한 현상을 '관찰자 효과'라고 부른다.

이는 마음에 따라 대상이나 현상이 달라질 수 있다는 것을 의미한다. 이에 대해 아인슈타인은 '우주에는 인간의 상상을 초월하는 거대한 마음이 있다'고 했고, 노벨물리학상을 받은 리처드 파인만Richard Feynman은 '우리의 마음이 어떤 원리로 대상을 변화시키고 새 운명을 창조해 내는지 한눈에 알 수 있다'고 했다. 독일의 노벨물리학상 수상자인 베르너 하이젠베르크Werner Karl Heisenberg는 이러한 미립자를 '무한한 가능성의 알갱이들'이라고 불렀다. 인간이 원하는 것을 창조할 수 있는 모든 가능성이 담겨 있다는 뜻이다.

나도 예전부터 마음의 힘을 믿었다. 과학적인 분석에 의한 것은 아니었지만 마음이 행동에 영향을 미친다고 생각했다. '할 수 있다고 생각하면 할 수 있는 힘이 생긴다'는 글귀를 금과옥조 삼아 언제나 긍정적인 마음을 견지하고자 노력했다.

하지만 정말로 위급한 상황이 되자 그렇게 되지 않았다. '암인 것 같다'는 진단을 받았을 때 나는 아무것도 하지 못했다. 감전이라도 된 것처럼 머릿속이 까맣게 탔고, 가슴은 쿵쾅쿵쾅 소리를 내며 요동쳤다. 죽을지도 모른다는 두려움에 몸이 부들부들 떨렸고, 온몸의 신경이 송곳날처럼 곤두섰다. 몸도 마음도 불안과 공포에 휩싸여 어찌할 바를 몰랐다. 너무나 쉽게 흔들리고 무너졌다.

그래도 주저앉지 않았다. 곧바로 딛고 일어서 마음을 더 단단히 했다. 마음이 우선이라는 인식하에 억지로라도 밝고 긍정적인 마음을 갖고자 노력했다. 아침에 일어나면 5분 명상으로 하루를 시작하고 면역세포에 의해 암 종양이 사라지는 이미지 트레이닝을 했다. 부정적인 단어는 입에 담지 않았고, 부정적인 생각은 떠올리지 않았다. 회의나 모임에서도 부정적인 기운이 느껴지면 핑계를 대고 자리를 피했다.

아침저녁으로 거울을 볼 때마다 억지로라도 웃었고, 잘하고 있다, 잘되고 있다고 스스로를 격려했다. 마음이 몸을 바꿀 수 있다고 믿고 반복하고 지속했다. '어떤 말이든 만 번 이상 되풀이하면 그 일이 이루어진다'는 인디언들의 속담이 내 몸속에서 이루어질 것임을 믿어 의심치 않았다.

44

명상으로 하루를 시작하다

새벽 4시. 잠에서 깨어난 나는 깍지를 끼고 힘껏 기지개를 켠다. 상체를 앞뒤로 굽혔다 펴고 고개를 좌우로 돌려 가며 자는 동안 뻣뻣해진 몸을 움직인다. 그런 다음 휴대폰을 찾아 오디오를 재생시키고 조용히 벽을 기대고 앉는다. 잔잔한 음악과 함께 귀에 익은 목소리가 흘러나온다.

"내 생에 단 하나뿐인 오늘, 특별하고 소중한 오늘이 시작되었습니다. (……). 호흡이 원활하게 될 수 있도록 척추 곧게 세워 봅니다. 얼굴의 긴장을 풀고 미소를 지어 보면서 부드럽게 눈을 감습니다……."

흘러나오는 멘트에 따라 나는 두 손을 무릎 위에 올려놓고 얼굴에 잔잔한 미소를 지으며 조용히 눈을 감는다. 아침 명상이 시작된다.

"…… 코로 숨을 들이마시고 코로 숨을 내쉽니다. 당연하다고 생각했던 나의 호흡, 그래서 의식하지 않았던 나의 호흡을 오늘은 의식해 봅니다. 들이마시는 숨, 내쉬는 숨, 들이마시는 숨, 내쉬는 숨. 내 몸은 더욱 편안해집니다. (……) 숨을 들이마실 때 아침의 맑고 순수한 에너지가 내 온몸에 있는 세포 하나하나까지 전해집니다. 숨을 길게 내쉴 때 내 안에 있던 부정적인 감정들, 필요 없는 생각들이 모두 몸 밖으로 나갑니다……."

폐에는 10억 개의 폐포가 있다. 폐의 최일선에서 혈액에 산소를 공급해 주고 이산화탄소를 받아 배출하는 역할을 한다. 그 폐포 하나하나에 산소가 공급될 수 있도록 크고 깊은 복식호흡을 반복한다.

"…… 손을 눈에서 떼고 천천히 눈을 뜹니다. 손바닥은 눈에서 멀어지고 내 시야도 점점 넓어집니다. 미소를 머금어 보면서 기분 좋은 하루를 시작합니다. 오늘은 너무나 소중한 특별한 날입니다. 이 특별한 하루를 행복한 날로 선택하세요. 행복한 하루 되세요. 나마스테!"

멘트는 그렇게 마무리된다. 나는 두 손을 모아 합장을 하고 조용히 복창한다.

"나마스테!"

특별하고 소중한 나의 하루가 그렇게 시작된다.

마음관리를 위해 제일 먼저 시작한 것이 명상이다. 솔직히 고백하면 예전에는 별 관심이 없었다. 명상을 왜 하는지, 그게 무슨 효과가 있는지, 이해가 되지 않았다. 그럴 시간이 있으면 뭐라도 하는 게 더

나을 것이란 생각도 했다. 책을 읽고 강연을 들으면서 알게 되었다. 명상이 주는 효과가 한두 가지가 아니라는 것을. 마음뿐 아니라 몸에도 직접적인 영향을 미친다는 것을.

각종 연구에 따르면 명상은 스트레스 해소에 직접적인 효과가 있고, 과민성 대장 증후군, 외상 후 스트레스 장애, 섬유 근육통 등 스트레스 관련 증상의 치료에도 도움이 된다. 또 우울증을 유발하는 사이토카인Cytokine의 분비량을 감소시켜 긍정적인 생활을 하도록 도와주고, 사회적 불안과 편집증적 사고 등도 완화시켜 준다.

명상은 또 단기간에 집중력을 높일 수 있는 최고의 정신 운동이다. 감정적 충동을 억제하고 의지력을 높이는 효과가 있어 중독에서 벗어나고자 하는 사람들에게 특히 유용하다. MRI 촬영으로 뇌의 상태를 관찰한 결과 명상 중인 환자는 통증을 관리하는 뇌의 영역이 활성화되고 통증에 대한 민감도도 감소되었다. 이는 명상이 만성통증을 완화하는 데에도 도움이 된다는 것을 반증한다.

시작은 했지만 처음에는 쑥스럽고 어색했다. 눈을 감고 무념의 상태가 되는 것도, 호흡을 의식하는 것도 생각처럼 잘되지 않았다. 어느 정도 훈련이 된 뒤라면 몰라도 초기에는 누군가의 도움이 필요했다.

나는 유튜브를 뒤졌다. 초보자의 명상을 도와주는 영상을 검색했다. 예닐곱 개의 영상을 찾아 비교한 끝에 하나를 선택했다. ‘에일린

Mind Yoga'라는 채널에 있는 5분 명상이었다. 내용도 좋고 시간도 적당했다. 휴대폰에 다운받아 매일 아침 안내를 받으며 명상을 했다. 한결 쉽고 편해 일 년이 넘도록 계속 활용하고 있다.

오늘을 언제나 특별하고 행복한 날로 시작할 수 있는 것은 이 특별하고 행복한 명상 덕분이 아닌가 싶다.

45

이미지 트레이닝

회음부會陰部(생식기와 항문 사이의 부위) 깊숙한 곳에 위치한 밤톨 크기의 전립선을 떠올린다. 체액으로 가득 찬 그곳에 콩알만 한 암 종양이 돋아나 있다. 체액 속에 있는 수백억 개의 세포가 물결처럼 일렁이며 종양을 공격한다. 첨병을 자처한 NK세포들이 쉴 새 없이 달려들어 종양을 물어뜯는다. 그 기세에 눌려 종양은 조금씩 조금씩 오그라든다. 혈류를 타고 온 적혈구가 산소와 영양을 원활히 공급해주고, 힘을 얻은 세포들은 더 활발히 움직인다. 태엽을 감은 시계추처럼 같은 동작을 부단히 반복한다. 종양은 점점 작아지고 어느 순간 말끔히 사라진다. 활기차고 건강한 세포들이 그 자리를 대신한다.

미국 클리블랜드 병원의 러너연구소Lerner Research Institute에서 청

년과 노인들을 대상으로 특별한 실험을 했다. 모니터에 선을 표시해 보여 주며 머릿속으로 5초 동안 들어올리고 5초 동안 쉬는 방식으로 상상운동을 하도록 했다. 한 번에 50회씩 3개월 동안 반복하게 한 다음 근력의 변화를 측정했다. 결과는 놀라웠다. 노인과 젊은이 모두 팔꿈치 근력이 15%나 증가한 것으로 나타났다. 평소 잘 쓰지 않던 근육은 효과가 더욱 두드러졌다. 실제로 운동을 한 것이 아니라 운동을 하는 상상을 한 것만으로도 몸의 근력이 강화된 것이었다.

심리학자 윌리엄 제임스William James에 따르면 뇌는 현실에서 일어난 일과 상상한 이미지를 구분하지 못한다. 그런 만큼 상상으로 행하는 것이 실제에 영향을 미칠 수 있다. 이러한 원리를 활용한 것이 이미지 트레이닝이다.

세계 사격 챔피언 래니 배셤Lanny Bassham 선수(미국의 사격 선수. 1972년 올림픽 은메달, 1976년 올림픽 금메달. Mental Management System의 창시자. 〈With Winning in Mind〉의 저자)는 교통사고로 인해 훈련을 할 수 없었을 때 병상에서 이미지 트레이닝으로 사격 연습을 반복했다. 그 결과 회복 후 첫 게임에서 실제 연습 없이도 우승을 차지했다. 최근에는 우리나라 국가대표 축구팀을 비롯해 여러 나라 여러 종목에서 실제훈련과 병행해 실시할 정도로 널리 확산되었다. 그만큼 이미지 트레이닝의 효과를 인정하고 있다.

나도 매일 아침 5분 명상에 이어 이미지 트레이닝을 한다. 전립선에 있는 암 종양을 제거하는 상상훈련이다. 전립선에 산소와 영양분이 충분히 공급되고, 건강해진 세포들이 암 종양에 달려들어 물어뜯는 모습을 상상한다. 손으로 회음부를 마사지하면서 마음을 모아 응원도 보낸다.

"정말 고마워. 너희들 덕분에 종양이 점점 줄어들고 있어. 좋은 음식과 좋은 공기를 통해 산소와 영양을 충분히 공급해 줄게. 조금만 더 힘을 내서 예전의 건강한 모습을 회복하자."

그렇게 2~3분 정도 하고 나면 마음이 편안해지고 입가에는 미소가 흐른다. 그런다고 무슨 효과가 있을까? 처음에는 의구심이 들기도 했다. 하지만 지금은 정말 그렇게 된다는 확신을 가지고 계속하고 있다. '믿는 대로 경험한다'는 칼 포퍼Karl Popper의 말을 믿기 때문이다.

46

난리 부르스를 추다

아침 세면시간. 좁은 욕실 안에 노래가 울려 퍼진다. 휴대폰에서 퍼져 나오는 디스코 메들리, 90년대 나이트클럽에서 유행한 빠른 비트의 댄스가요다. 나는 칫솔에 치약을 묻히며 리듬에 맞춰 슬슬 몸을 흔든다.

"워어 워어 워, 워어 워어 워, 워어 워어 워어 워어 워……."

귀에 익은 멜로디가 시작되고 요란한 환호성이 배경으로 깔린다. 머리를 감던 나는 몸을 들썩이며 리듬에 맞춰 샴푸질을 한다. 콧노래를 흥얼거리며 두 발을 치켜들고 껑충껑충 뛰기도 한다.

그런 내 모습이 거울 속에 비친다. 정말 가관이다. 머리에는 거품이 줄줄 흐르는데 허연 이를 드러내고 헤드뱅잉Head Banging까지 해대는 모습이라니……. 그야말로 난리 부르스가 아닐 수 없다. 노래는 계속 이어지고 발광(?)에 가까운 난리 부르스도 머리를 말릴 때까지 계속된다. 그러니 내게 있어 세면시간은 발광시간(?)이라고 하는 것이 더 적절한지도 모른다.

"그런 '척' 하다 보면 정말 그렇게 된다."

〈괴짜 심리학〉으로 전 세계에 심리학 열풍을 일으킨 리처드 와이즈먼이 후속작 〈지금 바로 써먹는 심리학〉에서 강조한 핵심 내용이다. 그런 '척' 하다 보면 실제로 그런 감정을 느끼게 된다는 것이다.

'용감한 사람처럼 행동하면 실제로 용감해진다. 참을성 있는 사람처럼 행동하면 실제로 참을성이 높아진다. 웃는 표정을 지으면 실제로 행복감이 증가하고, 찌푸린 표정을 지으면 실제로 불쾌해진다. 행동을 바꾸면 생각이나 감정이 따라서 바뀐다…….'

지금까지 우리는 그 역逆을 믿었다. 생각이나 감정이 바뀌면 행동도 바뀐다고. 와이즈먼은 그 또한 사실이라고 인정한다. 결국 행동과 생각과 감정은 서로 영향을 주고받는다는 것이다.

이에 따르면 지금 나의 모습은 의식하지는 못했어도 내가 의도적으로 선택한 결과다. 또한 내가 바라는 미래의 내 모습은 지금 달성된 것처럼 상상하고 행동함으로써 이룰 수 있다. 나의 상상력과 믿음이 현실을 창조할 수 있다는 것이다.

그런 '척' 하다 보면 그렇게 된다고? 상상력과 믿음이 현실을 창조할 수 있다고?…… 몸이 근질거려 가만히 있을 수 없었다. 내 몸으로 직접 확인해 보고 싶었다. 지금의 내가 바라는 것은 분명하다. 몸속의 암이 치유되어 하루하루를 즐겁고 활기차게 보내는 것이다. 그래서 아침 세면시간을 선택했다. 아침시간을 밝고 활기차게 보내야 하루가 그렇게 될 것이라 생각했다.

나는 곧바로 행동에 돌입했다. 유튜브를 뒤져 기분을 업Up시킬 흥겨운 노래를 찾았다. 젊었을 때 많이 듣고 즐겼던 디스코 메들리에 마음이 끌렸다. 세면을 할 때마다 그 음악을 틀었다. 가능한 크게 틀어 놓고 따라 부르며 리듬에 맞춰 춤도 추었다. 처음에는 많이 어색했다. 그래도 의식적으로 몸을 흔들었고, 머리를 감다 말고 막춤도 추었다. 행동이 바뀌면 마음도 바뀐다더니 하루 이틀 지나면서 어색함이 사라졌다. 이제는 음악만 나오면 몸이 따라 움직일 정도로 습관화가 되었다.

"당신 왜 그래? 뭐가 그렇게 좋아?"

주말에 내려온 아내가 그 광경을 보고 눈을 동그랗게 치떴다.

"좋아서 이러는 게 아니야. 좋으라고 이러는 거지."

나는 동작을 계속하면서 그렇게 대답했다. 하지만 다시 생각해 보니 좋아서 그러는 것도 맞다. 거울 속의 내 모습을 보면 좋은 일이 한둘이 아니다. 피부가 좋아진 것도 좋고, 머리카락이 나는 것도 좋고, 시력이 나아진 것도 좋다. 하루를 이렇게 즐겁고 활기차게 시작하는 것도 얼마나 좋은 일인가? 행동이 감정에 영향을 준 것인지 내게서 일어나는 모든 일이 다 좋고 긍정적으로 느껴졌다.

그래서 나는 천오백 년 전 원효대사의 말을 다시 떠올린다. 일체유심조. 모든 것은 결국 마음먹기에 달렸다. 동시에 '마음이 행동에 영향을 미치듯 행동 또한 마음에 영향을 미친다'는 윌리엄 제임스의 말도 떠올린다. 그래서 나는 오늘도 '난리 부르스'로 하루를 시작한다.

47

두려움을 용기로

총관객 수 1,760만 명으로 한국영화 사상 최다 관객을 동원한 영화 〈명량〉. 그중 한 명으로 영화를 관람한 나는 지금까지도 영화 속의 명대사를 기억하고 있다. 고작 12척의 배로 330척의 왜군을 상대해야 하는 상황에서 이순신(최민식 분)이 한 말이다.

"독버섯처럼 퍼진 두려움이 문제지. 만일 그 두려움을 용기로 바꿀 수 있다면, 그 용기는 백배 천배 큰 용기로 배가되어 나타날 것이다."

두려움을 용기로 바꾸기 위해 어찌해야 하느냐고 묻는 아들 이회에게 이순신은 의연하게 대답한다.

"내가 죽어야겠지."

그 말처럼 이순신이 선택한 것은 진영까지 불태우고 출전한 결사항전이었다. '살고자 하면 죽을 것이요, 죽고자 하면 살 것이다'고 부하들을 격려하며 죽기로 싸워 역사상 유례가 없는 위대한 승리를 거뒀다. 두려움을 용기로 바꾼 결과 백배 천배 큰 용기로 배가되어 나타난 결과였다.

용기가 그렇듯 두려움 또한 에너지다. 다만 그 방향이 다르다. 용기가 안에서 밖으로 발산되는 긍정의 에너지라면 두려움은 밖에서 안으로 수렴되는 부정의 에너지다. 결국 방향의 문제다. 안으로 향하는 것을 밖으로 돌리기만 하면 두려움은 오히려 백배 천배의 용기가 된다. 명량해전의 결과가 그것을 입증해 준다.

두려움을 용기로 바꾸기 위해서는 먼저 두려움을 직시해야 한다. 김한민 감독은 〈명량〉에 앞서 만든 〈최종병기 활〉에서 주인공 남이(박해일 분)의 아버지를 통해 그것에 대해 다음과 같이 언급한다.

"두려움을 직시하면 그뿐, 바람은 계산하는 것이 아니라 극복하는 것이다."

두려움의 본질을 직시하면 능히 극복할 수 있다는 말이다. 애니메이션 영화 〈니모를 찾아서〉에는 더 직접적인 표현이 나온다.

"눈 감지 말고 똑바로 봐. 두려움의 실체는 생각과 다를 수 있어."

그렇다. 두려움은 대부분 불확실성에서 기인한다. 실체를 모르니 불안하고, 불안하니 두려운 것이다. 캄캄한 밤에 사람과 비슷한 형상의 나무나 바위를 보면 기겁을 하지만 실체를 알고 나면 두려움은 눈 녹듯 사라진다. 두 눈을 부릅뜨고 대상을 직시하는 것. 두려움을 용기로 바꾸는 길은 바로 거기에 있다.

읍내의원에서 암이란 진단을 받았을 때 나는 하늘이 내려앉는 두려움을 느꼈다. 죽음의 그림자가 온몸을 휘감았다. 수술, 항암, 불치, 시한부 등 살벌한 말들이 머릿속을 어지럽혔다. 눈앞이 캄캄해 무엇을 어찌해야 할지 가늠조차 하지 못했다.

얼마 후 정신을 가다듬은 나는 앞에서 언급한 영화 〈명량〉의 대사, 〈니모를 찾아서〉의 대사를 떠올렸다. 그 말을 입에 넣고 몇 번이나 곱씹었다. 어렴풋이 길이 보였다.

나는 먼저 암의 실체를 직시하기로 했다. 솔직히 나는 암에 대해 아는 것이 없었다. 내가 암에 대해 느끼는 두려움은 직접 보거나 경험한 실체가 아니었다. 방송 등을 통해 전해진 막연한 이미지였다. 내 몸에 왜 암이 생겼는지, 암이 정말 불치의 병인지, 수술밖에 방법이 없는지, 제대로 알아야 판단을 해도 할 것이란 생각이었다.

그때부터 나는 암에 대해 공부했다. 세계적인 석학들이 쓴 책을 찾아 읽고 관련 영상을 시청했다. 암을 치유한 사례도 다양하게 찾아보았다. 기존의 병원 치료는 물론 자연치유, 기능의학 등 대체의학에도 관심을 갖고 공부했다. 그러자 조금씩 용기가 생겼다. 막연한 두려움이 사라지고 암도 치유할 수 있다는 확신이 생겼다. 그 용기로 일상치유를 선택했고 지금 이렇게 성공사례를 쓰고 있다.

그래서 나는 지금도 〈명량〉 속 이순신 장군의 명대사를 가슴 깊이 되뇐다.

"독버섯처럼 퍼진 두려움이 문제지. 만일 그 두려움을 용기로 바꿀 수 있다면 그 용기는 백배 천배 큰 용기로 배가되어 나타날 것이다."

48

거부취긍去否取肯

"내 친구가 행복하면 내가 행복해질 가능성이 15% 증가한다. 내 친구의 친구가 행복하면 10%, 내 친구의 친구의 친구가 행복하면 6% 증가한다."

2011년 미국의 심리학자들이, 자신들의 연구를 종합한 〈행복도 전염된다〉는 책에서 설명한 '행복의 전염성'에 관한 내용이다. 한 사람의 행복이 세 단계까지 영향을 미친다는 것이다.

중국의 심리학자 장원칭은 〈심리학을 만나 행복해졌다〉라는 책에서 구체적인 사례를 들어 감정의 전염을 설명한다.

"한 기사가 연회에서 주인에게 꾸중을 들었다. 그는 매우 화가 난 채 자신의 장원으로 돌아왔고, 제시간에 자신을 맞이하지 못한 관리에게 한바탕 화를 냈다. 관리는 마음속에 울화가 치밀어 집으로 돌아온 후 별것 아닌 이유로 자신의 아내에게 한바탕 욕을 했다. 억울한 아내는 아들이 침대에서 깡충깡충 뛰는 것을 보고 아들의 뺨을 한 대 때렸다. 영문도 모르고 뺨을 맞은 아이는 기분이 극도로 나빠져 옆에서 뒹굴고 있던 고양이를 발로 찼다."

주인에게 꾸중을 들은 기사의 감정이 네다섯 단계를 거쳐 고양이에게까지 영향을 미치는 과정을 재미있게 설명했다. 심리학자들은 이를 '걷어차인 고양이 효과'라 부른다.

이처럼 감정은 쉽게 전염된다. 긍정적인 감정, 부정적인 감정이 다 마찬가지다. 좀 더 생각해 보면 불행이나 슬픔 같은 부정적인 감정이 더 깊이 전염되지 않을까 싶다. 사람은 행복이나 기쁨보다 불행이나 슬픔 같은 부정적인 감정에 더 민감하기 때문이다.

심리학자들은 부정적인 감정의 전염을 '바이러스'에 비유한다. 바이러스처럼 사람의 몸에서 다른 사람의 몸으로 전염될 수 있고, 전염 속도도 빠르고, 심신에 손상을 입히고 질병을 일으키기도 한다는 것이 그 이유다. 이를 '감정오염'이라고 한다.

거부취긍去否取肯. 마음을 관리함에 있어 지침으로 삼기 위해 내가 만들어 낸 조어다. '부정을 버리고 긍정을 취한다'는 뜻으로 어떤 상황에서도 부정적인 생각과 행동은 하지 않고 긍정적인 생각과 행동만 하겠다는 의지를 표현한 말이다.

나는 이 단어를 화이트보드에 적어 거실 한가운데 걸어 놓고 실천했다. 먼저 내가 암환자라는 생각부터 버렸다. 일상치유는 암을 치료하는 것이 아니다. 내 몸과 마음을 재생시키는 것이다. 나는 그렇게 믿었고 입으로도 그렇게 말했다.

"건강검진을 받았는데 안 좋은 것이 많았어요. 이번 기회에 모든 걸 정상으로 되돌리려고 다 바꿨어요."

살이 너무 빠졌다며 걱정하는 지인들에게 나는 활짝 웃으며 그렇게 대답했다. 암 발병 사실 또한 가족 외에는 알리지 않았다. 직장생활도 평소와 다름없이 영위했고 지인들과의 관계도 그대로 유지했다. 걱정 어린 눈으로 바라보는 시선이 싫은 데다 그런 부정적인 기운이 치유에도 좋지 않을 것이기 때문이었다. 회의나 미팅을 할 때도 부정적인 말은 입에 올리지 않았고, 그런 분위기나 기운이 느껴지면 핑계를 대고 자리를 피했다. 부정적인 감정이 내 몸으로 전염되는 감정오염을 차단하기 위해서였다.

나는 또 내가 먹는 음식은 전부 내 손으로 직접 만들었다. 아내는 주말마다 내려와 도와주겠다고 했지만 나는 한사코 거부했다. 그 자체가 나를 환자로 대하는 것이요, 내 몸에 부정적인 영향을 미친다는 생각에서였다. 그렇듯 나는 거부취긍을 위해 심혈을 기울였고, 그것이 결국 오늘의 나를 만들었다. 나는 그렇게 확신한다.

49

믿는 대로 경험한다

태국에서는 코끼리를 이용한 서커스 공연을 많이 한다. 공연에 이용되는 코끼리는 어릴 때부터 사육사에 의해 길들여진다. 사육사는 어린 코끼리의 발목에 단단한 족쇄를 채운다. 아무리 발버둥을 쳐도 끊을 수 없도록 단단한 쇠줄을 사용한다. 다 자라서 성체가 된 뒤에는 가볍고 부드러운 줄로 바꿔 묶는다. 그 상태로 이동을 시키고 공연을 한다.

그래도 코끼리는 줄을 끊고 달아나지 못한다. 쉽게 끊을 수 있는데도 끊을 생각조차 하지 못하고 묶인 채 살아간다. 과거에 겪었던 실패의 경험 때문에 스스로 한계에 갇혀 벗어나지 못하는 것이다.

사람 또한 마찬가지다. 살아오면서 겪은 일들로 인해 스스로 한계를 짓는다. 그것이 굴레가 되어 그 안에 자신을 가둔다. 그것이 자신의 삶이라고, 아무리 발버둥을 쳐도 벗어나지 못할 것이라며 시도조차 하지 않는다. 족쇄를 찬 코끼리가 되는 것이다. 스스로 자신의 생각에 갇히는 것이다. 한계는 세상이 정해 주지 않는다. 자기 스스로 정할 뿐이다.

반면 굴레에서 벗어나 더 큰 능력을 발휘하는 사람이 있다. 자신을 믿는 사람이다. 자신에게 그 이상의 자질과 능력이 있음을 믿고 한계를 깨고 나아가는 사람이다.

"모든 인간은 늘 자기 자신 이상이다."

헤르만 헤세Hermann Hesse의 소설 〈데미안〉을 읽으면서 두 번 세 번 밑줄을 친 문장이다. 사람은 누구나 자신이 생각하는 그 이상의 능력을 갖고 있다는 것이다. 〈데미안〉을 통해 헤세는 그곳에 이르는 길을 제시하고 있다.

미국의 사회학자 머튼R. Merton은 이를 '자기충족예언'이라는 개념으로 설명한다. '자기가 예언하고 바라는 것이 실제 현실에서 충족되는 방향으로 이루어지는 현상'을 가리키는 말이다. '어떤 예언이나 생각이 이루어질 것이라고 강력하게 믿으면, 그 믿음이 행동을 변화시켜 실제로 이루어지게 한다'는 것이다. 태국의 코끼리와 대척점에 서는 개념이다.

철학자 칼 포퍼는 '예언자의 예언 자체가 그것의 성취에 가장 결정적인 역할을 한다'고 보았으며, '심지어 생물학 같은 자연과학 영역에서도 기대가 미래의 실현에 가장 큰 역할을 한다'고 강조했다. 한마디로 요약하면 사람은 '믿는 대로 경험한다'는 것이다.

암이라는 진단을 받았을 때 나는 오직 한 가지 생각밖에 하지 못했다. 하루 빨리 수술해서 도려내는 것이었다. 내게 있어 암은 단지 공포의 대상이었다. 하루라도 빨리 제거해야 할 악마였다. 어렸을 때부터 그렇게 들었고, 나이가 들어서도 그렇게 믿었다. 나 스스로 코끼리의 끈에 묶여 굴레에서 벗어나지 못했다.

그런 내가 암의 공포에서 벗어나 일상치유를 선택한 것은 독서의 힘이었다. 〈데미안〉을 다시 읽으면서, 나는 내 안에 내가 생각하는 그 이상의 내가 있음을 인식했다. R. 머턴의 '자기충족예언'을 통해 내가 믿는 대로 경험한다는 것을 믿게 되었다. 그 확신으로 수술밖에 방법이 없다는 한계에서 벗어났고, 내가 생각하는 일상치유를 선택하고 실천했다. 그리고 그 과정에서 내 몸에 나타나는 변화를 통해 '믿는 대로 경험한다'는 것을 내 눈으로 직접 확인했다.

이 글을 쓰고 있는 지금 나는 아직 치유의 과정에 있다. 하지만 나는 완치되었다는 것을 전제로 하고 있다. 지금까지 그래 왔듯 앞으로도 내가 믿는 대로 경험할 것이기 때문이다.

마음치유

5분 명상으로 하루를 시작했다.

- 아침에 일어나면 좌정을 하고 5분 명상을 했다.
- 명상에 이어 전립선에서 암이 치유되는 이미지 트레이닝을 했다.
- 의식적으로 복식호흡을 했다.

부정적인 생각을 버리고 긍정적인 생각을 했다.

- 매일 아침 세면을 할 때 흥겨운 노래를 따라 부르며 하루를 흥겹게 시작했다.
- 암을 치료하는 것이 아니라 몸과 마음을 재생시키는 것이라 생각했다.
- 어떤 상황에서도 부정적인 말과 부정적인 생각을 하지 않았다.
- 내가 먹는 음식은 전부 내 손으로 만들어 먹었다.

두려움을 용기로 바꿨다.

- 암의 실체를 직시하기 위해 부단히 공부했다.
- 암도 충분히 극복할 수 있다는 소신을 갖고 흔들리지 않고 자연치유를 지속했다.

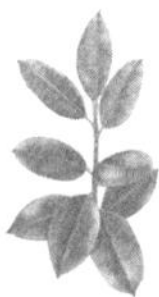

제7장

암, 내 삶의 축복이 되다

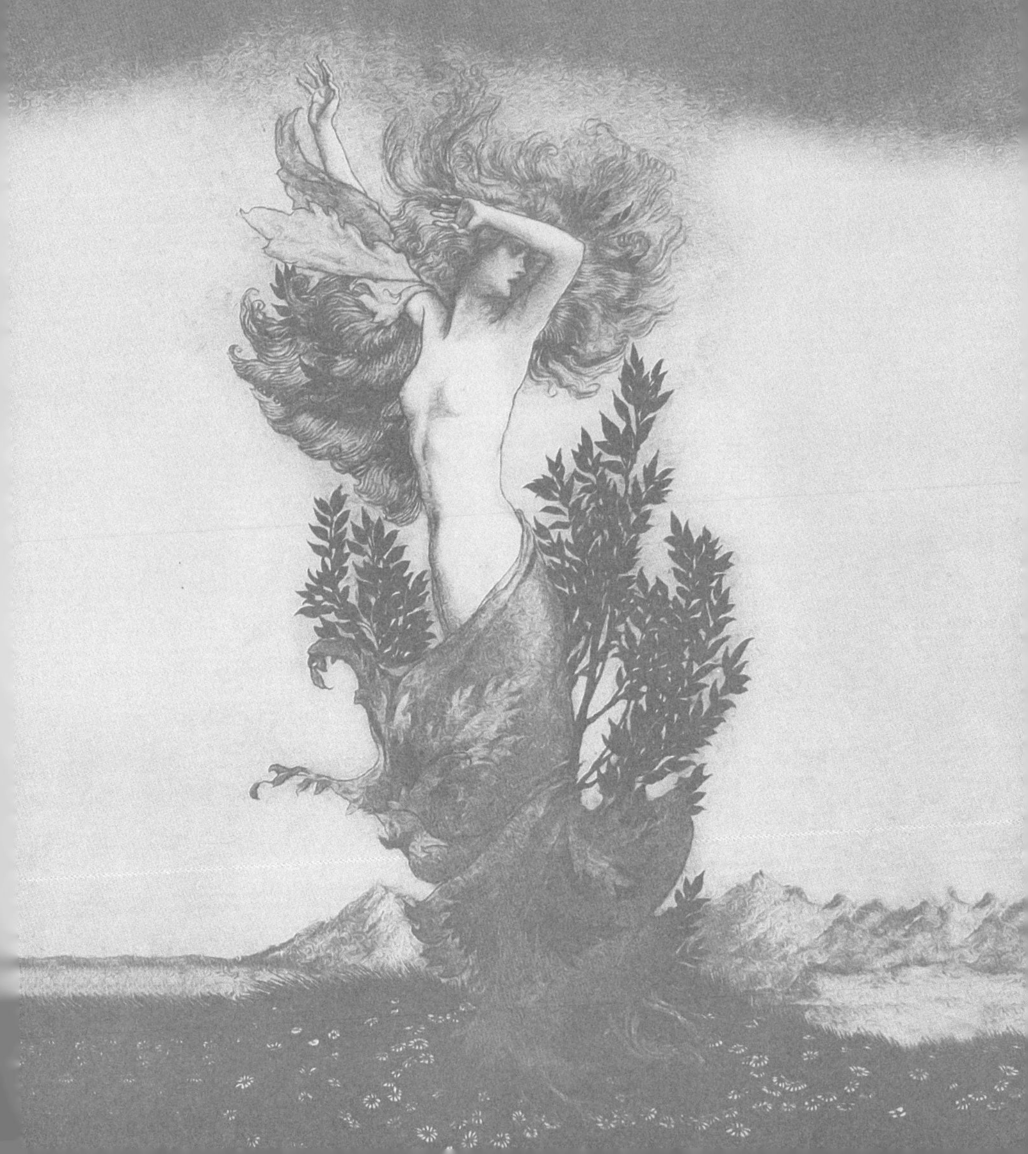

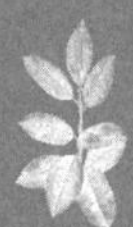

수술로 종양을 떼어 낸 것이 아니다.
화학 치료나 방사선 치료로 태워 버린 것도 아니다.
산삼 같은 영약을 구해 먹은 것도 아니요,
산속에 들어가 요양을 한 것도 아니다.
일상생활을 그대로 영위하면서
음식과 습관, 그리고 마음을 관리한 것뿐이다.
그런데도 신체의 모든 기능이 정상으로 돌아오고
마침내 암 종양마저 사라졌다.

50

몸이 변하고 마음이 달라지다

암 진단을 받은 당시 나는 암에 대해 아는 것이 없었다. 병원에서 권유하는 대로 하루라도 빨리 수술을 하고 항암 치료를 받아야겠다는 생각뿐이었다. 건강관리에 대해서도 마찬가지였다. 우리 몸이 어떻게 작용하는지, 왜 질병에 걸리고 어떻게 해야 치유가 되는지 아무것도 몰랐다. 그런 내가 일상 속에서의 자연치유를 선택한 것은 두 달 반의 생체실험 동안 나타난 변화 때문이었다.

실험은 병원과 의사에 대한 실망에서 시작했다. 처음 진단을 받은 읍내의사도, 내로라하는 종합병원의 명의라는 분도 믿음이 가지 않았다. 그들은 암이 왜 생겼는지 원인을 설명해 주지 않았고, 물어봐도 납득할 만한 답을 주지 못했다. 재발과 전이의 예방에 대해서도 어정쩡하게 얼버무렸다. 그런 분들에게 내 몸을 맡긴다는 것이 암만큼이나 불안하고 두려웠다.

그래도 달리 방법이 없으면 어쩔 수 없었을 것이다. 천만다행(?)으로 조직검사까지 두 달 반의 시간이 주어졌고, 그 기간에 나는 내 몸을 대상으로 일상치유를 실험했다. 음식을 철저히 가려 먹고 걷기를 생활화했다. 마음도 긍정적으로 관리했다. 그러자 몸에 변화가 나타났다. 눈에 띄게 체중이 줄고 혈압이 정상으로 돌아왔다. 탈모가 멈추고 머리카락이 돋아났다. 피부가 맑고 깨끗해지고 각질이 없어졌다. 시력도 개선되었다. 공부를 통해 그 모든 것이 세포의 기능 회복에서 비롯된 것임을 알았고, 암도 치유할 수 있다는 자신감을 얻었다. 두 달 반의 실험에서 확인된 내 몸의 변화, 내가 일상치유를 선택한 것은 바로 그 때문이었다.

음식관리, 습관관리, 마음관리로 일상치유를 체계화하자 긍정적인 변화가 더욱 뚜렷이 나타났다. 탁하고 거칠던 피부가 맑고 매끄럽게 변했다. 살이 너무 빠졌다며 걱정하는 지인들도 피부는 몰라보게 좋아졌다고 놀라워했다. 예전에는 한 번도 들어 보지 못한 소리였다. 식물식을 통해 혈액순환이 개선되자 머리끝에서 발끝까지 혈액 공급이 원활해지면서 나타난 현상이었다. 그때 나는 깨달았다. 피부도 겉이 아니라 속을 다스려야 좋아진다는 사실을.

모발에서도 진전된 변화가 나타났다. 탈모가 멈추고 모발이 풍성해진 것에 더해 잔털이 돋아났다. 모발의 색도 거무스름하게 변했다.

예전에는 흰머리가 많아 두 달에 한 번 정도 염색을 했는데 치유를 시작한 이후로는 한 번도 하지 않았다. 그래도 시간이 지날수록 더 검어지는 것을 느꼈다.

시력도 더 좋아졌다. 안경을 쓰지 않고도 어느 정도 생활이 가능해졌다. 덕분에 겨울철 야외활동이 편해졌다. 안경을 쓰고 나가면 뿌옇게 김이 서려서 불편했는데, 그런 불편을 더 이상 겪지 않아도 되었다.

눈에 띄는 또 하나의 변화는 요산 수치였다. 그동안 나는 통풍痛風 때문에 고생했다. 서너 달에 한 번 씩 발가락이 퉁퉁 부어 병원을 찾곤 했다. 병원에서는 혈압약처럼 평생 복용해야 한다며 통풍약을 한두 달 치씩 처방해 주었다. 지난해 건강검진에서도 수치가 9.8(정상범위 3.4~8.3mg/dl)로 높게 나와 신경이 쓰였다. 하지만 그게 끝이었다. 관리를 시작한 뒤로는 한 번의 통풍도 없었다. 6개월이 지난 시점에서 검사한 요산 수치도 5.0mg/dl이었다. 일상치유로 정상을 회복한 또 하나의 사례였다.

몸이 변하니 마음도 달라졌다. 몸에서 독소가 빠지니 마음의 독소도 빠지고, 몸이 가뿐해지니 마음도 가뿐해졌다. 먼저 암에 대한 두려움이 사라졌다. 몸이 변하는 것을 눈으로 확인하자 암도 이겨 낼 수 있다는 자신감이 생겼고, 암을 직시하게 되었다. 암이 무엇인지, 왜 생겼는지, 어떻게 해야 하는지, 공부에 집중하게 되었다. 그럴수록

해 보자는 용기가 솟아났다. 두려움의 에너지가 용기로 바뀐 것이었다.

또 부정적인 말과 부정적인 생각, 부정적인 행동이 사라졌다. 매일 새벽 명상을 하고 이미지 트레이닝을 하자 모든 것을 긍정적으로 생각하고 행동하게 되었다. 회사에서 회의를 하거나 사람을 만날 때에도 부정적인 대화나 행동이 오가면 핑계를 대고 자리를 피하게 되었다.

식물식에 대한 생각도 달라졌다. 치료를 위해 어쩔 수 없이 먹던 것에서 일부러 찾아 먹는 마니아가 되었다. 매일 먹다 보니 맛과 향이 익숙해졌고 그에 따라 입맛이 달라진 것이었다.

일상치유 1년, 지금 와서 뒤돌아보면 몸과 마음, 나아가 내 삶을 탈바꿈하는 우화羽化의 시간이었다.

51

일상치유 1년, 그 전과 후

2021년 5월 14일 나는 다시 종합검진을 받았다. 암 진단의 시초가 된 지난해 종합검진 이후 꼭 1년 만이었다. 지난해의 그 병원에서 검진항목도 지난해와 동일하게 했다. 일상치유 1년 동안의 변화를 직접 비교하기 위해서였다. 1주일 뒤 이메일로 결과지를 전송받았다. 지난해의 모습이 떠올랐다. 그때만큼 가슴이 두근거리지는 않았다. 조금은 담담한 마음으로 페이지를 넘겼다.

첫 장의 권고사항에는 한 가지 권고가 적혀 있었다. 예상했던 전립선 특이항원(PSA) 검사 결과였다. 12.0(정상범위 0~3ng/ml)으로 증가되어 있고 초음파 검사상 저에코 병변(약 1.97cm)이 의심된다는 것이었다. 1년 전의 10.6에 비해 1.4가 증가한 수치였다.(사진3, PSA 수치만 증가했다는 결과 보고서)

이름:한상도 성별:M 생년월일:1963-06-21 의뢰일자:2021-05-14 접수번호:20210514-211-0023

▣ 종합소견

판정의사 :
면허번호 :

※지금 바로 확인하세요

[PSA 증가, 전립섬 저에코 병변 의심(비뇨기과 진료 요함)]
PSA는 종양표지인자의 일종으로 주로 전립선암 검출, 치료 후 경과 및 재발 여부를 알고자 할 때 사용됩니다. 그러나 급성 전립선염일 때에도 증가될 수 있습니다. 현재 PSA가 12.00으로 증가되어 있고, 초음파 검사상 전립선 저에코 병변(약 1.97cm)이 의심됩니다. 알고계신 전립선암에 의한 소견으로 추정되며, 다니시는 비뇨기과에 방문하셔서 상담 및 적절한 치료를 받으시기 바랍니다.

사진3 | PSA 수치만 증가했다는 결과 보고서

그것 외에는 모든 것이 정상이었다. 지난해와 비교해 보니 같은 사람이 맞나 싶을 정도로 차이가 컸다.

먼저 체중이 67.6에서 55.6으로 12kg 감소했다. 돼지고기 20근에 해당하는 엄청난 양이었다. 처음 서너 달 동안에 감소된 뒤 그 상태가 꾸준히 유지되었다. '살은 곧 독'이라는 내 소신으로 보면 내 몸속에 그렇게 많은 독이 쌓여 있었다는 것이었다.

혈압은 지난해의 146/89(정상혈압 120/80mmHg 이하)에서 132/85로 내려왔다. 급하게 재서 그런지 주기적으로 체크할 때보다 높게 나왔다. 두세 달에 한번 씩 측정해 본 수치는 모두 120대였다.

심혈관계 검사도 양호하게 나타났다. 총 콜레스테롤이 지난해의 277(정상범위 0~199mg/dl)에서 146으로, LDL 콜레스테롤은 187(정상범위 0~129mg/dl)에서 84로 절반 가까이 떨어졌다. 자연식물식을 통해 심장과 혈액의 기능이 크게 개선된 것이었다.(사진4, 콜레스테롤 검

■ 고지혈증 및 심혈관계질환 검사

검사항목	참고범위 / 단위	2021-05-14	2020-05-15	
총콜레스테롤	~199 /mg/dl	146	277	
HDL콜레스테롤	60~90 /mg/dl	53↓	80	
LDL 콜레스테롤	0~129 /mg/dl	84	187	
중성지방	0~149 /mg/dL	45	49	
CRF	0~5.8 /	2.8	3.5	
Apolipoprotein B	66.0~133.0 /mg/dL		146.2	
Apolipoprotein A1	104.0~202.0 /mg/dL		169.5	

사진4 | 콜레스테롤 검사 결과

사 결과)

지난해 9.8(정상범위 3.4~8.3mg/dl)로 높았던 요산도 5.4로 낮아져 정상화되었고, 소변검사의 pH 수치도 5.0(정상범위 4.8~7.8)에서 8.0으로 바뀌었다. 몸 안의 산도가 산성에서 알칼리성으로 바뀐 것이었다.

종합하면 지난해 검진 시 문제가 되었던 대여섯 항목 중 전립선암으로 인한 PSA 수치를 제외하고 모든 것이 정상화된 것이었다.

일상치유를 시작한 이후 나는 3개월에 한 번씩 PSA 검사를 받았다. 암이 진행될수록 PSA 수치가 높아지는 만큼 진행 추이를 점검하기 위해서였다. 결과는 늘 정체 상태였다. 지난해 종합검진 시의 10.6에서 9.76, 10.06, 10.25로 별반 차이가 없었다. 미세한 차이는 있었지만 검사한 병원이 달랐던 것을 감안하면 유의미한 수치는 아니었다.

나는 그것을 긍정적으로 해석했다. 수십 년에 걸쳐 형성된 암이 하루아침에 사라지기를 기대할 수는 없다. 수치가 증가하지 않고 일정선에서 유지된다는 것은 그만큼 통제가 되고 있다는 것을 의미했다.

이름:한상도　성별:M　생년월일:1963-06-21　의뢰일자:2021-05-14　접수번호:20210514-211-0023

▣ 종양표지자검사

종양 표지자 검사는 암 이외의 질환에서도 증가 될 수 있으므로 이 검사 한가지 만으로 암을 진단 할수 없습니다.
암이 발생되면 혈액이나 뇨에 건강 할때는 거의 볼수 없는 극미량의 특수 단백질, 효소, 호르몬이 크게 증가 합니다. 이러한 것은 여러 가지 암에 공통적으로 나타 나는것이 있는가 하면 특정암에만 나타 나는 경우가 있습니다.
즉 종양 표지자가 양성이라도 반드시 암으로 단정 할 수 없으며, 음성이라도 암이 없음을 100% 의미하는 것은 아닙니다.

▣ 종양표지자검사

검사항목	참고범위 / 단위	2021-05-14	2020-05-15	
AFP (간암표지자)	0.0~7.0 /ng/mL	1.3 ✓	1.8	
CEA (대장암표지자)	0.0~3.0 /ng/mL	2.52 ✓	1.93	
PSA (전립선암표지자)	0.0~3.0 /ng/ml	12.00↑ ✓	10.60	

사진5 | 증가된 PSA 수치

그런데 종합검진에서 12.0이 나왔다.(사진5, 증가된 PSA 수치) 1년 전에 비해 1.4가 증가한 것이었다. 그것이 어느 정도 유의미한 수치인지는 알 수 없지만 불안감이 감도는 것은 어쩔 수 없었다.

우려스러운 것이 또 하나 있었다. 근래 들어 배뇨장애가 심해진 것이었다. 소변줄기가 가늘고 잔뇨감이 느껴지는 기존의 증상에 더해 배뇨 시 끊김 현상이 나타나기도 하고 때에 따라 급박뇨가 느껴지기도 했다. 소변이 잘 나오지 않아 힘을 줘야 하는 경우도 있고 배뇨 시 통증이 느껴지기도 했다. 방광의 묵직함이 더해지고 야간뇨 증상도 나타났다.

다만 이러한 증상이 동시에 나타나는 것은 아니었다. 한두 증상씩 번갈아 나타났고, 증상의 정도도 '심해졌다 약해졌다'를 반복했다. 지금 뒤돌아보면 종합검진을 전후한 그 시기에 가장 심하게 나타났다.

솔직히 조금 걱정이 되었다. 상태가 악화된 것은 아닌지 불안하기도 했다. 그래서 PSA 수치에 더욱 신경을 썼는데 12.0으로 나온 것이었다. 지난해보다 증가한 것은 맞지만 걱정했던 것에 비해서는 높지 않은 수치였다. 그런 데다 다른 수치들에서는 상당히 긍정적인 결과가 나타났다. 나는 또다시 고민에 빠졌다.

52

아파야 낫는다

종합검진을 할 때 지난해에 하지 않았던 검사를 한 가지 추가했다. NK세포 활성도 검사다. NK세포는 암세포나 바이러스에 감염된 세포를 찾아 제거하는 면역세포로 악성 종양에 대한 면역활동에서 중심적인 역할을 담당한다. 그런 NK세포의 활동성을 측정해 암에 대한 면역력을 알아보는 것이 활성도 검사다.

활성도는 수치로 표시된다. 높을수록 면역력이 뛰어나고 낮을수록 떨어진다. 보통 500pg/ml 이상이면 정상, 250~500은 경계, 100~250은 주의, 100 이하는 이상으로 판정한다.

암환자의 경우 활성도가 많이 떨어진다. 세브란스 병원에서 5대 암 환자를 대상으로 조사한 바에 따르면 평균 150 이하로 정상인들의 750에 비해 현저히 낮았다. 면역력 약화가 암의 주요 원인임을 감안하면 당연한 결과였다. 최근에는 약해진 면역력을 키워 암과 싸우는 힘을 길러 주는 면역항암제가 새로운 암 치료제로 각광받고 있다. 암의 예방과 치료에 있어 NK세포의 활성도가 그만큼 중요하다. 그래서 특별히 추가한 것이었다.

결과지를 보니 수치가 1,360pg/ml로 표시되어 있었다.(사진6, NK세포 활성도 결과 보고서) 500이 넘으면 정상인데 그보다 훨씬 높았다. 몸속에서 암에 대한 면역 활동이 활발히 전개되고 있다는 것을 의미했다. 긍정적인 결과가 아닐 수 없다.

이름:한상도 성별:M 생년월일:1963-06-21 의뢰일자:2021-05-14 접수번호:20210514-211-0023

NK 세포 활성도 검사 결과보고서

의뢰기관	[illegible]	기관기호	[illegible]	접수번호	20210514-211-0023
성 명	한상도 ,남/57	주민번호	630621-1******	검체채취일	/ /
등록번호	2020008563	병동/진료과	/	검사의뢰일	2021/05/15
검체종류	Plasma	주치의		검사일	2021/05/15
임상정보/기타		결과출력일	2021/05/17	결과보고일	2021/05/17

검사결과

누763가 D763100

이상치 100 경계치 250 경계치부근 500 정상치

결과 (pg/mL)

1360.4

참고범위 (pg/mL)	
정상치	500 이상
경계치 부근	250 ~ 500 미만
경계치	100 ~ 250 미만
이상치	100 미만

판정기준

정상치 (Normal NK cell activity)	≥ 500	면역기능이 정상임을 시사하고, 종양이 존재할 가능성이 낮음
경계치 부근 (Near-borderline NK cell activity)	250 ~ 500 미만	면역기능이 정상이지만 경계치에 가까워 주의를 요하며, 정기검사 권장
경계치 (Borderline NK cell activity)	100 ~ 250 미만	추적검사 권장
이상치 (Decreased NK cell activity)	< 100	면역기능이 저하된 상태를 의심할 수 있으며, 추적검사 또는 정밀진단을 요함

사진6 | NK세포 활성도 결과 보고서

긍정적인 면은 검진 시에도 있었다. 초음파 검사 시 나는 담당의사에게 전립선암 확진 사실을 알리고 정확히 확인해 줄 것을 요청했다. 그 때문에 나는 검사를 세 번이나 받아야 했다. 병변이 확인이 안 돼 한 시간 후 다시 받았고, 그때도 확인이 안 돼 다른 의사에게 다시 한 번 받았다. 최종적으로 1.97cm의 병변 소견을 받았지만 초음파검사로 확인이 어려울 만큼 종양이 크지 않다는 것을 알 수 있었다. 그 또한 긍정적인 결과였다.

생각해 보니 일상에서도 긍정적인 변화가 나타났다. 생식기의 발기력이 좋아진 것이다. 언제부턴가 아랫도리가 묵직하고 녀석이 불끈불끈 일어섰다. 새벽에 일어나면 지주를 받친 천막처럼 팬티가 솟아 있고 녀석이 꿈틀거리는 것이 느껴졌다. 힘없이 처져 있던 예전에 비하면 확연히 개선된 것이었다. 그 또한 긍정적인 신호가 분명했다.

PSA의 증가와 배뇨장애의 심화, NK세포의 높은 활성도와 발기력 개선. 이 상반된 결과를 놓고 나는 고민에 빠졌다. 어떻게 판단하고 어떻게 받아들여야 할지 쉽게 판단이 되지 않았다. 이런 증상과 결과가 동시에 나올 수 있는지, 어느 한쪽의 검사가 잘못된 것은 아닌지 의구심도 들었다.

한참을 생각한 나는 명현반응을 떠올렸다. 배뇨장애의 심화와 그에 따른 PSA의 증가가 어쩌면 명현반응일 수도 있다는 생각이었다.

물리학에서 말하는 '관성의 법칙'은 인체에도 적용이 된다. 몸속의 기능과 운동 또한 기존의 상태를 계속 유지하려고 한다. 한번 습관을 들이면 바꾸기 어려운 것이 그 때문이다.

잘못된 것을 바꾸기 위해서는 관성의 방향을 거꾸로 돌려야 하고, 그러기 위해서는 그대로 계속하려는 저항을 이겨 내야 한다. 그 다툼이 증상이다. 예전의 방식을 고수하려는 관성과 거꾸로 돌리려는 개선의 싸움이 염증이나 통증 같은 증상으로 나타나는 것이다. 이는 이제 현대의학에서도 인정하고 있다.

암은 잘못된 생활습관이 오랫동안 쌓이고 쌓여 만들어진 악성 종양이다. 이를 치유하기 위해서는 그 오랜 관성을 거꾸로 돌려야 한다. 그 과정에서 저항하는 암 종양과 다툼이 일어날 수밖에 없다. 그것이 일시적인 증상 악화로 나타나고, 그로 인해 PSA 수치가 조금 상승한 것이 아닌가, 나는 그렇게 생각했다.

그렇다고 낙관만 하고 있을 수는 없었다. 반대로 상태가 악화되는 것일 수도 있기 때문이다. 다행히 배뇨장애가 견디기 힘들 정도로 심한 것은 아니었다. 그래서 나는 판단을 미루고 일상치유를 계속하면서 더 면밀히 살피고 검토했다. 마지막 고비였다.

53

마침내 암이 사라지다

암이 사라졌다! 암이 치유되었다!

2021년 8월 24일 나는 그렇게 선언했다. 읍내의원에서 암인 것 같다는 진단을 받은 지 1년 3개월, 조직검사를 통해 암 확진을 받은 지 1년여 만이었다.

수술로 종양을 떼어 낸 것이 아니다. 화학치료나 방사선치료로 태워버린 것도 아니다. 산삼 같은 영약을 먹은 것도 아니요, 산속에 들어가 요양을 한 것도 아니다. 일상생활을 그대로 영위하면서 음식과 습관, 그리고 마음을 관리한 것뿐이다.

그런데도 신체의 모든 기능이 정상으로 돌아오고 마침내 암 종양마저 사라졌다. 암에 대해 아는 것 하나 없던 내가, 신체의 기능과 질병에 대해 문외한이었던 내가, 내 몸의 주치의가 되어 배우면서 관리하고, 공부하면서 치유한 결과였다.

참았던 눈물이 왈칵 쏟아졌다. 지난 1년 3개월, 소신을 갖고 일상치유를 실천한 나 자신이 무척이나 자랑스러웠다.

종합검진을 전후해 심하게 느껴지던 배뇨장애는 내가 생각한 대로 명현반응이었다. 일상치유를 통해 활성화된 면역세포들이 암 종양을 제압하는 마지막 고비였다. 싸움이 면역세포의 우세로 기울면서 증상은 점차 완화되었다. 급박뇨, 빈뇨, 야간뇨가 줄어들면서 배뇨가 한결 편안해졌다. 그런 상태가 주기적으로 반복되면서 강도가 점점 약해지더니 어느 순간 완전히 사라졌다. 통증도, 배뇨장애도 더는 느껴지지 않았다.

반면 발기력은 한결 더 좋아졌다. 아랫도리의 녀석이 시도 때도 없이 꿈틀거렸고 일어설 때는 더 빳빳하게 고개를 쳐들었다. 전립선의 기능이 정상으로 돌아왔다는 것이 몸으로 느껴졌다.

나는 병원을 찾아 다시 PSA 검사를 했다. "어, 좋아졌네요. 정상이에요." 예전의 수치를 같이 확인했는지, 의사는 놀라는 표정과 목소리로 결과를 알려 주었다. 0.006ng/ml이었다.(사진7, PSA 수치 정상으로

한상도 검사결과 조회 (진단검사의학과) 출력

2021 2020 2019 2014 전체

종양표지자 검사					
검체	Serum Gell Tube			접수: 21/08/24	
no	모품목	검사명	보고일자 21/08/24 15:19	참고치	
1	전립선암[정밀면역검사] 전립선특이항원 Prostate Sp	전립선암[정밀면역검사] 전립선특이항원 Prostate Sp	<0.006	0~4	ng/ml

사진7 | PSA 수치 정상으로 판명

판명) 그래 됐어, 이제 됐어! 벅차오르는 기쁨을 감추지 못하고 나는 쾌재를 불렀다. PSA 수치가 정상으로 돌아온 것이었다. 암이 사라지고 전립선의 기능이 정상을 되찾은 것이었다. 일상치유 1년 3개월 만의 결과였다.

검사 결과와 몸 상태를 알려 주자 아내가 눈물을 쏟았다. 내가 소신을 갖고 대응을 하니 묵묵히 지켜볼 수밖에 없었지만, 속으로는 애간장이 탔을 것이다.

"조직검사도 받아 보는 게 어때?"

한참 후 감정을 주체한 아내가 그렇게 권했다. 사실 나도 같은 생각을 했었다. PSA 수치가 정상화되었다고 암이 완치되었다 단언할 수는 없다. 암 확진이 그렇듯 완치 확정을 위해서도 조직검사가 필요하다.

하지만 나는 고개를 가로저었다. 그럴 생각이 없다. 필요성도 느끼지 못한다. 나는 이제 내 몸에 대해 안다. 내가 느끼는 증상과 직관으로 어느 정도 파악할 수 있다. 병원에서의 검사 수치 못지않게 나 자신의 느낌과 직관을 믿는다.

PSA 검사처럼 채혈로 하는 간단한 검사라면 몇 번이고 할 수 있다. 하지만 조직검사는 전립선에서 조직을 떼어 내는 일종의 수술이다. 면역력이 약화될 수밖에 없다. 그것을 감내하면서 해야 할 정도의 필요성을 나는 느끼지 못한다.

또 완치 여부를 확인한다고 달라질 것도 없다. 오히려 완치되었다는 안도감에 마음이 해이해질 수 있다. 예전의 방식으로 돌아갈 우려 또한 배제할 수 없다.

그래서 나는 조직검사를 하지 않았고, 앞으로도 하지 않을 것이다. 지금처럼 나 스스로 주치의가 되어 내 몸을 관리하고 치유하는 데 전념할 것이다. 일상치유는 암을 치료하는 데 그치지 않고 몸과 마음, 나아가 삶을 업그레이드하는 라이프스타일이기 때문이다.

54

암, 내 삶의 축복이 되다

새벽 4시, 기지개를 켜고 몸을 일으킨다. 물을 한 잔 마신 다음 정좌를 하고 앉아 명상을 한다. 복식호흡을 통해 상쾌한 아침공기를 들이마시며 '특별하고 소중한 오늘'을 시작한다.

명상이 끝나면 1시간 남짓 책을 읽거나 글을 쓴다. 휴대폰에서 5시를 알리는 음악이 나오면 운동복으로 갈아입고 집을 나선다. 이어폰으로 고전 강의나 클래식 음악을 들으며 소담숲이나 스포츠파크를 걷는다. 싱그러운 초목이 뿜어내는 피톤치드로 심신을 일깨운다.

집에 돌아오면 과일과 채소로 아침을 먹는다. 사과와 토마토에 제철 과일 한두 개, 엽채와 뿌리채소를 섞어 만든 샐러드다. K-MOOC의 강의를 듣거나 넷플릭스Netflix로 영화를 보면서 천천히 즐긴다. 달콤한 과일의 맛과 아삭아삭한 채소의 맛이 오래도록 입안에 남는다.

휴대폰에 저장된 댄스음악을 틀고 세면장으로 간다. 빠른 비트의 리듬에 맞춰 이를 닦고 세면을 한다. 몸이 경쾌해지고 마음이 흥겨워진다. 콧노래로 따라 부른다. 머리를 감으면서 막춤을 추기도 한다. 그렇게 하루를 시작한다.

회사에 출근해 업무를 보고 정오가 되면 집에 와서 점심을 먹는다. 현미잡곡밥에 채소와 해조류 반찬 몇 가지가 전부다. 단순하고 소박하지만 맛은 깊고 풍부하다. 씹을수록 배어나는 구수하고 담백한 맛에 산해진미가 부럽지 않다.

퇴근을 하면 같은 메뉴로 저녁을 먹고 산책을 겸해 또다시 걷는다. 30분 정도 가볍게 걷고 돌아오면 책을 읽거나 글을 쓰면서 하루를 정리한다. 10시가 가까워지면 불을 끄고 자리에 눕는다. 몇 번의 복식호흡으로 몸과 마음을 이완시키면 나도 모르게 스스르 잠 속으로 빠져든다.

일상치유를 시작한 이후 달라진 나의 하루다. 남들이 보기에는 답답하고 지루하게 느껴질지도 모른다. 하지만 내게는 그렇지 않다. 하나하나가 다 즐겁고 의미가 있다. 마음이 덩달아 달라졌기 때문이다. 예전에는 크고 강하고 화려한 것을 지향했다. 하나를 하더라도 제대로 해야 한다며 폼 나고 누구에게나 인정받을 수 있는 그런 것을 추구했다. 일상은 그것을 이루기 위한 수단이요 과정으로 생각했다. 잘될 때는 어깨에 힘이 들어가고 우쭐대기도 했지만 안될 때는 짜증이 나고 불안하기도 했다.

일상치유를 시작한 이후 일상이 삶의 중심이 되었다. 수단이자 과정이었던 일상의 하나하나가 그 자체로 삶의 목적이 되었다. 일상에서 기쁨을 찾고 일상에 의미를 부여하게 되었다. 그러자 일상이 달라졌다. 매일매일 반복되는 똑같은 일상이 아니라 매일매일이 새로운 일상이 되었다. 일상이 즐겁고 행복해졌다.

행복은 강도強度가 아니라 빈도頻度에 달렸다고 한다. 한두 번의 큰 행복이 아니라 작은 행복을 수시로 반복하는 것이 더 행복한 삶이라는 것이다. 요즈음의 내가 그것을 느끼고 있다. 매일매일의 일상에서 작고 소박한 행복을 만끽하고 있다. 그래서 나는 삶이 행복하다.

일상치유는 암을 치료하는 항암 프로그램이 아니다. 질병을 예방하고 치료하는 의료 프로그램도 아니다. 생활습관을 바꿔서 심신을 재생시키는 양생養生 프로그램이다. 그렇기에 병이 생겨 하는 것이 아니요, 병이 나았다고 그만둘 것도 아니다. 늘 마음을 챙겨 실천해야 할 라이프스타일이다.

흐르는 강물처럼 역사는 진전한다. 진전된 역사는 과거로 돌이킬 수 없다. 불가역이다. 내 삶도 그러하다. 암 진단 후 일상치유를 통해 내 삶은 한 단계 진전했다. 그러니 암이 다 나았다고, 심신이 건강해졌다고 예전으로 돌아가지 않는다. 진전된 삶 또한 불가역이기 때문이다.

암이 내게 준 선물이다.

에필로그

불안하고 두려운 당신에게

이 책을 읽고 있는 당신은 암과 직간접으로 연관되어 있고, 암에 대한 걱정과 고민이 많을 것이다. 수술을 받고 항암 치료 중일 수 있고, 진단을 받거나 앞두고 있을 수도 있다. 몸에 이상을 느껴 진료를 생각하고 있을 수도 있다. 아니면 그런 분을 가족이나 가까운 지인으로 두고 있을 수도 있다.

어떤 경우든 당신은 불안하고 두려울 것이다. 불치의 병이라는 위압감에 눌려 삶의 의욕을 잃거나, 엄습하는 죽음의 그림자에 몸을 떨고 있을 것이다. 눈앞이 캄캄해 무엇을 어떻게 해야 할지 난감하고 막막할 것이다.

암 진단을 받고 내가 그랬다. 읍내의원에서 '암인 것 같다'는 진단을 받던 그때를 생각하면 지금도 등골이 서늘하다. 지금 와서 돌이켜

보니 이때가 정말 중요하다. 이 순간에 어떤 생각을 하고 어떤 판단을 하느냐에 따라 모든 것이 달라진다. 몸이 달라지고 마음이 달라지고 인생까지 달라진다. 삶을 나눌 수 있다면 이때야말로 그 분기점이 아닐 수 없다.

그 과정을 겪고 나서 깨달은 것이 있다. 판단을 하는 데 몇 가지 지침이 필요하다는 것이다. 다행히 나는 그때 그 지침을 생각하고 실천했다. 덕분에 암을 극복하고 일어설 수 있었다. 당신 또한 그렇게 되기를 바라는 마음에서 그 경험을 토대로 몇 가지 조언을 드리고자 한다.

첫째, 두려움을 직시하자.

캄캄한 밤에 길을 가다 보면 앞에서 누가 다가오는 것 같아 겁이 날 때가 있다. 고개를 돌리고 피해서 걷다가 마음을 단단히 먹고 쳐다보면 가로수나 입간판이라 안도의 한숨을 내쉬었던 경험이 나에게도 있다. 똑바로 쳐다보기 전에는 무섭고 두렵다가 실체를 알고 나니 헛웃음이 나오던 그런 기억 말이다.

두려움의 많은 부분이 그렇다. 몰라서 두려운 것이다. 제대로 보지 않아 두려운 것이다. 실체를 알고 나면 눈 녹듯 사라지는 그런 두려움이 우리 주위에는 너무나 많다.

암도 그렇다. 불치의 병이라는, 죽음의 그림자라는 막연한 두려움에 휩싸여 실체를 보지 못하기 때문에 두려운 것이다. 나 또한 그랬다. 암 진단을 받던 날 나도 하늘이 무너지는 충격을 받았다. 불치, 죽음, 수술, 시한부, 항암…… 온갖 무서운 상념들이 달려들어 꼼짝도 하지 못했다. 하지만 나는 이내 정신을 수습하고 영화 〈명량〉에 나오는 대사를, 〈니모를 찾아서〉에 나오는 대사를 떠올렸다.

"독버섯처럼 퍼진 두려움이 문제지. 만일 그 두려움을 용기로 바꿀 수 있다면, 그 용기는 백배 천배 큰 용기로 배가되어 나타날 것이다."

"눈 감지 말고 똑바로 봐. 두려움의 실체는 생각과 다를 수 있어."

그 말에 힘입어 두려움의 실체, 암의 실체를 직시하고자 노력했다. 암이 정말로 불치의 병인지, 수술밖에 방법이 없는지, 책을 구해 읽고 유튜브 강의를 들으며 열심히 공부했다.

그러자 암이 보이기 시작했다. 동시에 두려움이 사라지고 암도 극복할 수 있다는 용기가 생겼다. 그 용기로 일상치유를 선택하고 실천했다. 그 결과가 지금의 나로 나타났다. 그래서 나는 당신에게 첫 번째 조언을 드린다. 암을 두려워하지 말라고, 두려워하지 말고 암의 실체를 직시하라고, 그것이 암을 극복하는 첫 번째 조건이라고.

둘째, 서두르지 말자.

암 진단을 받으면 마음이 급해진다. 하루라도 빨리 좋은 의사를 만나 수술을 받아야 하고, 그러지 않으면 금방이라도 큰 일이 벌어질 것 같다. 하루하루가 불안하고 초조하다. 나도 그랬다. 조직검사 예약이 두 달 뒤로 잡혔을 때 나는 간호사를 붙잡고 매달렸다. 검사 하나 받는 데 두 달씩 기다리라는 게 말이 되느냐? 어떻게든 앞당겨 달라, 소리를 높이고 사정도 했다.

하지만 지금 와서 돌아보면 천만다행이었다. 그 두 달 동안 나는 암에 대해 공부하면서 암을 알게 되었다. 동시에 음식을 철저히 관리하고, 꾸준히 걷고, 마음을 편하게 하는 등 일상치유를 실천했다. 그러자 몸이 달라지기 시작했고, 암도 극복할 수 있다는 용기를 얻었다. 어쩔 수 없는 상황이었지만 두 달 반의 시간이 있었기에 가능했다.

암은 만성질환이다. 하루아침에 생긴 것이 아니다. 십수 년 이상 쌓이고 쌓여 만들어진 것이다. 그러니 치료 또한 그러하다. 많은 시간과 노력이 필요하다. 여유를 갖고 차근차근 대처해야 한다. 급하게 서두르면 실체를 볼 수 없고, 두려움에 휩싸여 잘못된 판단을 할 수 있다.

그래서 나는 당신에게 두 번째 조언을 드린다. 결코 서두르지 말라고, 여유를 갖고 당신에게 적합한 치료법을 스스로 찾아보라고, 그것이 암을 극복하는 또 하나의 조건이라고.

셋째, 스스로 주치의가 되자.

조직검사를 위해 암병동에 입원했을 때다. 옆 침대에 전립선암이 재발되어 입원한 환자가 있었다. 담당의사가 와서 수술방법에 대해 설명했다.

"우리는 잘 모릅니다. 그저 선생님만 믿습니다. 알아서 잘해 주십시오."

의사가 무슨 말을 하든지 환자와 보호자의 대답은 한결같았다. 복강수술을 얘기하면 그렇게 해 달라, 로봇수술을 얘기하면 또 그렇게 해 달라……. 처음도 아니고 재발 수술을 하면서 어찌 그리 무심할 수 있는지, 제3자인 내가 답답해 속에서 천불이 날 정도였다.

사람은 누구나 살아온 환경이 다르다. 먹은 음식이 다르고, 마신 공기가 다르고, 경험한 생활이 다르다. 몸속의 상태나 환경 또한 다를 수밖에 없다. 그러니 모든 사람에게 똑같이 효능을 발휘하는 약이나 처방은 있을 수 없다. 나에게 맞는 것이 당신에게는 맞지 않을 수 있고, 당신에게 효과를 발휘하는 것이 내게는 그렇지 못할 수 있다.

그래서 내 몸은 내가 알아야 한다. 의사도 내 몸을 알 수 없다. 하루에도 수십, 수백 명의 환자를 진료하는 의사가 어떻게 내 몸을 알고 기억하겠는가? 단지 차트에 적힌 수치로 판단하고 처방할 뿐이다. 다시 말하지만 내 몸은 내 몸이다. 내가 알아야 한다. 내가 관심을 갖고 살피고 관리해야 한다. 내가 내 몸의 주치의가 되어야 한다. 그것보다 중요한 것은 없다.

그래서 나는 당신에게 가장 중요한 조언을 한다. 무엇보다 먼저 당신 몸의 주치의가 되라고, 당신의 몸에 대해 관심을 갖고 살피고 공부하라고, 그것이 암은 물론 당신의 몸과 마음, 나아가 당신의 삶을 치유하는 가장 중요한 조건이라고.

편집자의 말

상처 입은 조개가 진주를 낳듯이

오후 3시. 사무실에서 이메일을 체크하던 중, 원고 한 편이 들어온 것을 확인했다. 아니 이건 뭔가? 사이몬북스의 책들을 읽고 도움을 받아 암을 치유했다고? 나는 책 한 권 분량의 원고를 단숨에 읽어 버렸다. 책 속에는 사이몬북스의 〈다이어트 불변의 법칙〉, 〈산 음식 죽은 음식〉, 〈나는 질병 없이 살기로 했다〉, 〈지방이 범인〉 등이 언급되어 있었고, 거기에서 도움을 받아 암을 치유했다고 주장하고 있었다. 편지는 다음과 같았다.

귀사에서 출간한 자연치유 관련 서적이

제가 암을 치유하는 데 큰 도움이 되었습니다.

그런 인연으로

자연치유를 통해 암을 극복한 저의 체험기를

사이몬북스에서 출간하고 싶어

이렇게 출간문의를 드립니다.

검토 후 연락 주시면 감사하겠습니다.

— 한상도 드림

나는 전화를 걸었다. 서울에서 대학생활도 했고 사회생활도 했다지만 그의 말투에는 강원도 말씨가 살짝 배어 있었다. 올해 출간이 계획되었던 책들의 스케줄이 있었지만 나는 '선생님의 책을 내고 싶다'고 의견을 표현했고, 다음 날 그를 찾아 영월로 차를 몰았다. 무려 20년째 나의 주말 애인 역을 맡고 있는 로시난테(소설 돈키호테 속 늙은 말)의 시동을 걸었다. 나는 고속도로를 택하지 않고 일부러 지방도로를 택했다. 지방도로로 가면 시간이 조금 더 걸리지만 시골 마을 곳곳의 정취를 마음껏 즐길 수 있어서 좋다. 서울에서 춘천을 거쳐 영월로 향하는 5번 국도변 풍경은 한여름의 햇빛을 받아 말할 수 없이 푸르렀다.

영월 시내 다가치 커뮤니티센터에서 우리는 만났다. 내게 줄 옥수수를 쪄 오느라고 조금 늦었다는 사실을 나중에 알았다. 아무런 첨가물(아스파탐과 맛소금)도 넣지 않은 옥수수는 내가 먹어 본 것 중에서 가장 맛있는 옥수수로 기억된다. 우리는 사무실 책상에 옥수수와 냉수만을 올려놓고 참 많은 대화를 나누었다.

'눈빛이 형형炯炯하다'는 표현이 있는데 바로 그의 눈빛이 그랬다. 채식을 해서일까? 시체를 뜯어 먹는 늑대나 사자처럼 매서운 눈매가 아니라 풀을 뜯는 소나 낙타의 선한 눈망울을 닮아 있었다. 몸은 날렵했으며 피부는 매끈했고 목소리에 힘이 실려 있었다. 겉모습만 봐서는 그가 암에 걸렸었다는 사실이 믿기지 않을 정도였다. 그의 말에 의하면 불과 1년 3개월 만에 일어난 변화였다는 것이다. 남들처럼 삼겹살에 소주도 마시고, 남들처럼 콜라와 햄버거도 거리낌 없이 먹던 그가 완전히 변한 것이다. 암에 걸렸다는 판정을 받고 깊은 고민 끝에 자연치유를 결심한 이후의 꾸준한 실천이 지금의 그를 만든 것이다.

물론 음식의 변화뿐만이 아니었다. 습관치유와 마음치유도 병행했다. 그러나 그 습관치유와 마음치유도 채식(자연식물식)으로의 전환을 기본으로 한다는 사실을 나는 잘 알고 있다. 나 또한 똑같은 경험을 했기 때문이다.

나는 몇 년 전 후배의 아내가 산 음식(과일과 과일주스)만을 먹어서 유방암을 완치한 사건을 경험했다. 또한 바로 그녀가 암이 완치된 이후 고기와 정크푸드처럼 이전에 사랑했던 잡식(?)으로 돌아가 다시 유방암으로 사망한 사실도 경험했다. 그것은 그녀가 암 치료를 위한 수단으로만, 그것도 그때만 잠시, 과일과 같은 '산 음식'을 이용했기 때문이다. 나는 이 이야기를 〈자연치유 불변의 법칙〉의 '번역자의 말'에 자세히 쓴 적이 있다.

독일의 철학자 칸트Immanuel Kant는 '형식이 내용을 규정하고 내용이 형식을 규정한다'(Thoughts without content are empty, intuitions without concepts are blind.)고 말한 적이 있다. 형식(채식)이 내용(맑은 몸과 마음)을 만들기도 하지만, 내용(맑은 몸과 마음)을 계속 유지하지 않으면 형식(채식)을 계속해서 유지할 수 없다는 뜻으로 나름 해석해 본다. 형식과 내용이 함께 가야 한다는 말이다.

저자 한상도 선생님은 3가지 치유(음식치유, 마음치유, 습관치유)를 통해 스스로 암에서 벗어났다. 이것은 참으로 획기적인 일이다. 수술도 없이 약물도 없이, 어느 누구의 도움도 없이 스스로 생각하고 실천한 결과이기 때문이다. 이것은 철저한 가치확신이 없으면 불가능한 일이다.

몇 년 전 TV를 보면서 깜짝 놀란 적이 있다. 인공척추 수술 분야의 명의名醫를 소개하는 프로였다. 어느 초췌해 보이는 할머니가 등장했다. 허리 수술만 6번이나 했는데 상태가 계속 악화되기만 할 뿐이라는 것이다. 그 명의가 하는 말이 재밌었다. 이제까지 했던 6번의 수술은 모두 잊으라며 이번에 인공척추 수술을 하면 아무 통증 없이 죽을 때까지 행복하게 살 수 있다는 것이다. 그렇다면 이전에 수술을 했던 그 의사들도 똑같은 말을 했을 텐데, 할머니는 왜 저 꾸부정한 모습으로 자진해서 다시 의사를 찾았던 것일까?

가난해 보이는 그 할머니는 얼마나 많은 돈을 병원에 바쳤을까? 자녀들이 십시일반 보탰을 것이다. 자식들 형편이 좋지 않았다면 어땠을까? 첫 번째 수술에는 기꺼이, 두 번째 수술에는 어쩔 수 없이, 세 번째부터는? 그렇다. 아마도, '형편이 좋은 큰형님이 좀 더 내세요', '셋째야 아파트값도 올랐으니 네가 이번엔 책임져라' ……, 추석 때 모여 한바탕 다투지 않았을까? 자식이 한 명이라면 집을 판 다음, 전세금을 빼고, 월세로 돌아가지 않았을까?

TV를 틀면 오늘도 장사꾼 천지다. 오메가3 영양제를 먹어 고혈압을 치료했어요, 당뇨와 평생 친구 되세요, 시저스 분말을 먹고 10kg을 뺐습니다, 의사선생님 말대로 했더니 암도 도망갔습니다, 헬스클럽 선생님 말대로 단백질 셰이크를 먹고 바디프로필 인생샷을 찍었어요…….

그러나 이것은 모두 상업용 멘트일 뿐이다. 그 방송 바로 옆 홈쇼핑 채널에서 바로 그 상품을 열렬히 선전하고 있기 다반사다. 설사 그런 기적이 일어났다고 하더라도 지속가능한 방법이 아니다. 모두 원래의 뚱뚱하고 아픈 몸으로 되돌아가기 때문이다. 그러는 사이에 홈쇼핑과 방송국과 병원과 제약회사와 식품회사는 주머니에 돈을 채운다. 그리고 우리는 힘든 몸을 끌고 또다시 그들의 먹잇감이 되어 자진해서 돈을 바친다.

그러나 여기 한 남자가 있다. 그는 암 선고를 받고 처음부터 다른 길을 갔다. 시중의 상업적인 길을 뿌리치고 자기만의 길을 갔다. '암이 재앙으로 와서 축복이 되었다'고 그는 고백하고 있다. 그것은 마치 상처 입은 조개가 진주를 낳는 것과 같은 이치다. 진주조개는 잘

못 삼킨 이물질에 소화기관이 상처를 입으면 그 이물질을 녹여 없애기 위해 강력한 소화액을 분비하는데, 소화되지 않은 분비물들이 자라 영롱한 진주가 된다. 그는 '아파야 낫는다'는 자연치유의 법칙을 실천해서 스스로 진주를 낳았다. 스스로 생각하고 실천하지 않으면 이 길을 갈 수 없다.

사이몬북스는 그동안 '채식과 자연치유'라는 외길을 아슬아슬하게 걸어왔다. 때론 '돈 버는 책'에 대한 유혹도 없지 않지만 이 길로 계속해서 나아갈 것이다. 영월의 산속에서 사이몬북스의 책을 읽고 암을 치료하면서 인생을 바꾼 사람이 있다면 내 삶 또한 결코 헛되지 않을 것이다. 나는 대학시절 머리맡에 두고 항상 읽었던 에밀리 디킨슨Emily Elizabeth Dickinson의 시를 여기에 적어 본다.

— **강신원**

내가 만일 한 마음의 상처를
멎게 할 수 있다면

내가 만일
한 마음의 상처를 멎게 할 수 있다면
나의 삶은 헛되지 않을 것이다.

내가 만일
한 생명의 고통을 덜게 할 수 있다면,
내가 한 사람의 고뇌를 식힐 수 있다면,

또는 내가 숨져 가는 한 마리의 물새를
그 보금자리에 다시 돌려보낼 수 있다면
나의 삶은 결코 헛되지 않을 것이다.

— 에밀리 디킨슨

참고도서 및 자료

● 참고도서

더글라스 그라함, 〈 산 음식, 죽은 음식 〉, 사이몬북스, 2020

콜드웰 에셀스틴, 〈 지방이 범인 〉, 사이몬북스, 2018

하비 다이아몬드, 〈 다이어트 불변의 법칙 〉, 사이몬북스, 2016

하비 다이아몬드, 〈 나는 질병없이 살기로 했다 〉, 사이몬북스, 2016

하비 다이아몬드, 〈 자연치유 불변의 법칙 〉, 사이몬북스, 2020

존 맥두걸, 〈 어느 채식의사의 고백 〉, 사이몬북스, 2017

존 맥두걸, 〈 맥두걸 박사의 자연식물식 〉, 사이몬북스, 2018

조한경, 〈 환자혁명 〉, 에디터, 2017

황성수, 〈 현미밥채식 〉, 페가수스, 2009

임동규, 〈 내 몸이 최고의 의사다 〉, 에디터, 2012

안드레아스 모리츠, 〈 암은 병이 아니다 〉, 에디터, 2014

한형선, 〈 푸드닥터 〉, 헬스레터, 2020

신갈렙, 〈 암, 투병하면 죽고 치병하면 산다 〉, 전나무숲, 2012

호리에 아키요시, 〈 혈류가 젊음과 수명을 결정한다 〉, 비타북스, 2017

존 로빈스, 〈 존 로빈스의 음식혁명 〉, 시공사, 2011

맷 릭텔, 〈 우아한 방어 〉, 북라이프, 2020

김남규, 〈 몸이 되살아나는 장 습관 〉, 매일경제신문사, 2019

안드레아스 미할젠, 〈 자연으로 치료하기 〉, 열린책들, 2020

차용석, 〈 면역이 내 몸을 살린다 〉, 피톤치드, 2019

고미숙, 〈 동의보감, 몸과 우주 그리고 삶의 비전을 찾아서 〉, 북드라망, 2013

제나 마치오키, 〈 면역의 힘 〉, 월북, 2021

김상운, 〈 왓칭(Watching) 〉, 정신세계사, 2011

김상운, 〈 왓칭 2 〉, 정신세계사, 2016

이의철, 〈 조금씩 천천히 자연식물식 〉, 니들북, 2021

하루야마 시게오, 〈 뇌내혁명 〉, 중앙생활사, 2020

이승원, 〈 우리 몸은 거짓말하지 않는다 〉, 김영사, 2006

이동환, 〈 이기는 몸 〉, 쌤앤파커스, 2020

엄융의, 〈 건강공부 〉, 창비, 2020

김동철, 〈 전립선을 잡는 파워샘 〉, 상상나무, 2019

최현정, 〈 암, 자연치유 이렇게 하라 〉, 미다스북스, 2020

니시노 세이지, 〈 숙면의 모든 것 〉, Bronstein, 2020

데이비드 A. 싱클레어, 〈 노화의 종말 〉 부키, 2020

조셉 머피, 〈 잠재의식의 힘 〉, 미래지식, 2011

콘필드, 〈 놓아버림 〉, 한언, 2007

데이비드 펄머, 〈 클린 브레인 〉, 지식너머, 2020

다사카 히로시, 〈 운을 끌어당기는 과학적인 방법 〉, 김영사, 2020

제임스 도티, 〈 닥터 도티의 삶을 바꾸는 마술가게 〉, 판미동, 2016

이진경, 〈 불교를 철학하다 〉, 한겨레출판, 2016

이승현, 〈 나를 꽃피우는 치유심리학 〉, 침묵의 향기, 2009

고미숙, 〈 나의 운명 사용설명서 〉, 북드라망, 2013

일묵 스님, 〈 사성제 : 괴로움과 괴로움의 소멸 〉, 불광출판사, 2020

- 참고 유튜브 채널

황성수 힐링스쿨

닥터조의 건강이야기

이상구 박사 뉴스타트센터

이재형 TV

하늘마을 힐링센터 TV

기능의학플러스

닥터지노의 병원탈출 with 기능의학

서정아의 건강밥상 SweetPeaPot

CalBap-캘리포니아 건강밥상

김현옥의 해독식탁

하루하루 문숙

에일린 Mind Yoga

보디야나선원 명상TV

책 읽는 다락방 J

[책추남TV] 책 추천해 주는 남자

책한민국

- K-MOOC 참고 강의

고려대 나흥식 교수, 〈 생물학적 인간 〉

건국대 이상원 교수, 〈 보이지 않는 미생물 세계 〉

중앙대 이무열 교수, 〈 내 안의 우주 : 인체의 구조와 기능 1, 2 〉

포스텍 이승우 교수, 〈 미생물, 면역, 그리고 감염성 질병 〉

서울여대 노봉수 교수, 〈 건강과 식생활 〉

충북대 신원섭 교수, 〈 숲으로 떠나는 건강여행 〉

배재대 김정현 교수, 〈 알기 쉬운 영양학 〉

원광대 윤용갑 교수, 〈 한방의학 콘서트 〉

충남대 전우영 교수, 〈 심리학 START 〉